HISTOIRE

DU

CHOLÉRA-MORBUS

DANS LE QUARTIER

DU LUXEMBOURG.

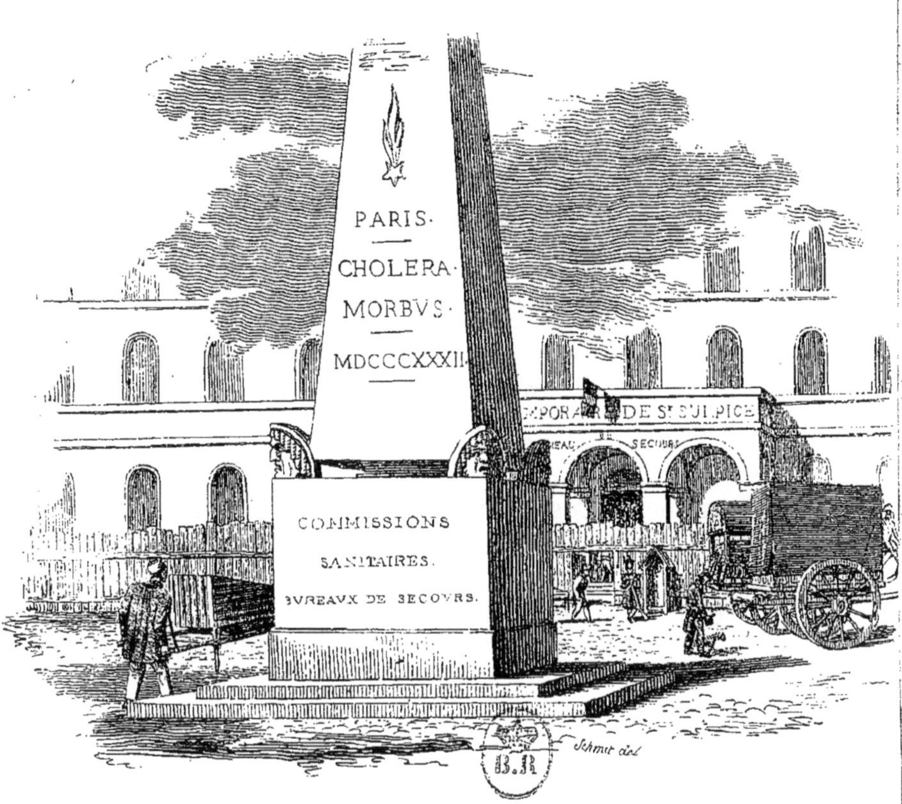

PARIS·
CHOLERA·
MORBVS·
MDCCCXXXII·
COMMISSIONS
SANITAIRES.
BVREAVX DE SECOVRS.
TEMPORAIRE DE St SULPICE
BUREAU   SECOURS
Schmit ainé

HISTOIRE

DU

CHOLÉRA-MORBUS

DANS LE QUARTIER

DU LUXEMBOURG,

OU

PRÉCIS DES TRAVAUX
DE LA COMMISSION SANITAIRE ET DU BUREAU DE SECOURS
DE CE QUARTIER,

SUIVI

DE DOCUMENS STATISTIQUES SUR LES RAVAGES
QUE LE CHOLÉRA Y A EXERCÉS,

PAR M. H. BOULAY DE LA MEURTHE,

PRÉSIDENT DE LA COMMISSION SANITAIRE, ET DIRECTEUR
DU BUREAU DE SECOURS.

PARIS.

IMPRIMÉ CHEZ PAUL RENOUARD,
RUE GARENCIÈRE, N° 5.

AOUT 1832.

L'historique suivant a été lu dans une
assemblée nombreuse de notables, de médecins, pharmaciens et élèves en médecine
du quartier du Luxembourg. Après avoir
voté des remercîmens à son auteur et à la
Commission sanitaire, elle a décidé qu'il
serait imprimé au moyen d'une souscription
faite parmi ses membres, et dont le surplus,
après prélèvement de la somme nécessaire
à cette impression, serait versé au profit des
orphelins des cholériques. Elle a pensé que
cette publication pourrait être utile non-
seulement au quartier du Luxembourg et à
la ville de Paris, mais encore comme document administratif et médical en général,
et aussi pour garder le souvenir du bien qui
a été fait, à l'occasion du choléra, par une
foule de citoyens généreux.

TABLE DES MATIÈRES.

PREMIÈRE PARTIE. — Précis des travaux de la Commission sanitaire et du bureau de secours du quartier du Luxembourg. . . Page   1

Résumé de la première partie. . . .   5o

DEUXIÈME PARTIE.—Documens statistiques sur les ravages que le choléra-morbus a exercés dans le quartier du Luxembourg. . . .   57

Documens statistiques relatifs aux malades.   59

    Périodes de la maladie. 6o

    Nombre des malades.   62

    Intensité de la maladie.   63

    Classes atteintes.   64

    Quelques particularités de l'épidémie.   66

Documens statistiques relatifs aux décès.   68

    Population et sexe.   69

    Ages. 7o

    Invasion de la maladie.   73

    Affections morbides préexistantes.   76

    Intempérance. — Sobriété.   78

    Durée de la maladie.   79

    Décès à domicile et dans les hôpitaux. 8i

    Professions.   84

    Degrés d'élévation des habitations.   89

    Direction des rues. 9i

Salubrité.—Insalubrité. 93

Aisance. — Indigence. 101

Contagion. — Infection. 104

Note sur l'état sanitaire du bureau de secours. . . 105

Note sur les deux récrudescences de juin et de juillet. 108

Résumé de la deuxième partie. 104

Tableaux statistiques.

I. 120

II. 122

III. 123

IV. 124

V. 126

VI. 127

Plan du quartier du Luxembourg.

HISTOIRE

DU

CHOLÉRA-MORBUS

DANS LE QUARTIER

DU LUXEMBOURG.

———o———

PREMIÈRE PARTIE.

PRÉCIS DES TRAVAUX DE LA COMMISSION SANITAIRE ET DU BUREAU DE SECOURS.

———

Quelque immenses qu'aient été, sous le rapport sanitaire, les améliorations dont le gouvernement impérial dota la ville de Paris, quelque notables même que soient celles dont elle est redevable à l'administration de M. de Chabrol, cependant il faut convenir, à la honte de cette grande cité, qui aspire pourtant à passer pour la capitale des arts, des sciences et de la civilisation, que jusqu'à ce jour elle est demeurée abandonnée, dans ses rues, dans ses édifices, dans ses maisons, à l'insalubrité la plus dégra-

1*

dante et la plus périlleuse. Ce déplorable état de choses, l'objet perpétuel de l'étonnement des étrangers, était en quelque sorte inaperçu pour ses habitans, tant il était ancien, et tant, il faut le dire, il était comme passé dans leurs coutumes. La faute en est d'abord aux choses, à l'antiquité même de la ville, dont le berceau disparaît dans la nuit des temps, et à ses accroissemens successifs et irréguliers, auxquels ne put jamais présider aucun système général. Mais la faute en est aussi aux hommes : elle en est, depuis un temps immémorial, à l'administration, qui trop souvent sommeilla elle-même, au milieu du sommeil de tous, au lieu d'éveiller par sa sollicitude perpétuelle la sollicitude de chacun, et qui tant de fois prodigua en vaines dépenses les deniers nécessaires à l'assainissement. La faute en est surtout au pouvoir législatif, qui toujours, au mépris des promesses faites, omit de donner à Paris, plus encore qu'aux autres cités de France, de véritables institutions municipales.

L'approche d'un fléau qui s'annonçait long-temps à l'avance par l'effroi qu'il inspirait, et qui, disait-on, avait surtout sa proie marquée aux lieux insalubres, tira enfin tout le monde, et les administrateurs et les habitans, de leur léthargie. C'est alors qu'on imagina d'organiser des commissions sanitaires, sorte d'institution municipale que la nécessité valut pour un temps à la ville de Paris, en l'absence de celles que lui devait la loi. La pensée en naquit vers la fin d'août, sous l'administration de M. Vivien; elle commença à se réaliser en septembre, sous celle de M. Saulnier. Le Conseil de salubrité devenait Commission centrale, laquelle correspondait avec des Commissions d'arrondissement ; ces dernières, à leur tour, avec des Commissions de quartier, sans aucune prééminence cependant des unes sur les autres. Peut-être l'expérience a-t-elle fait voir que celles d'arrondissemens étaient un rouage inutile (1); car celles de quartier étant autorisées, en cas d'urgence, à correspondre directement avec la Commission centrale ou le préfet de police, c'est ce qu'elles ont presque toujours fait. Ces Commissions étaient composées de notables, de médecins et de chimistes; leurs fonctions étaient gratuites; elles embrassaient à-la-fois la voix publique, les lieux et les édifices publics et les propriétés particu-

(1) Pendant le temps qui s'est écoulé depuis l'établissement des Commissions jusqu'à l'invasion du choléra, il ne fallait rien moins qu'une Commission par chaque quartier correspondant avec une Commission centrale, pour suffire à tous les besoins ; dans cette organisation, nous le répétons, l'expérience a fait voir que les commissions d'arrondissement étaient inutiles. A l'avenir, il faudra supprimer les Commissions de quartier, il suffira alors dans chaque arrondissement d'une Commission en relation avec la Commission centrale. .

lières, en un mot, tout ce qui se rapporte à la salubrité générale. Leur principal, nous dirions presque leur seul moyen d'action était la persuasion ; cependant, dans les cas prévus par les réglemens sur la voirie, si elles n'avaient rien pu obtenir par la persuasion, elles pouvaient recourir aux commissaires de police, et alors on rentrait dans la voie administrative.

Les membres de la Commission de salubrité du quartier du Luxembourg, réunis une première fois par les soins du maire de l'arrondissement, se constituèrent, sans perdre de temps, en nommant leur président et leur secrétaire-rapporteur, celui-ci chargé, outre la rédaction des procès-verbaux, du soin de transmettre les rapports à la Commission d'arrondissement et d'y donner tous les renseignemens nécessaires (1).

La Commission commença immédiatement son œuvre, et tint sa première séance le 6 octobre.

(1) La Commission de salubrité du quartier du Luxembourg se composait de Messieurs :

H. Boulay de la Meurthe aîné, président ;
Le docteur Tacheron, médecin, secrétaire-rapporteur ;
Godde, architecte ;
Le docteur Vignardonne, médecin ;
Le docteur Denis, médecin ;
Le docteur Fournier, médecin ;
Le docteur Nolette, médecin ;
Blondeau, pharmacien ;
Prunier-Quatremère, commissaire de police du quartier.

Mais avant de tracer l'historique rapide de tous ses travaux, il convient de jeter en passant un coup-d'œil sur le quartier qui en fut le théâtre.

Le quartier du Luxembourg est un des plus peuplés et des plus étendus de Paris.

Sa population est de 20,862 âmes (1).

Il compte :

> 49 rues,
> 2 impasses,
> 5 passages, avenue ou ruelle,
> 2 places,
> 1 carrefour,
> 4 boulevard sous divers noms,
> 4 chemins de ronde.

> 67

Ses maisons sont au nombre de 863.

Quant à sa figure topographique, nous n'entreprendrons pas de la décrire en détail ; la plus simple inspection d'un plan de Paris en apprendra plus sur ce sujet que beaucoup de paroles (2).

---

(1) Le recensement officiel de 1831 donne une population totale de 20,790 ; la légère différence entre ce chiffre et le nôtre provient de vérifications faites dans quelques nouvelles constructions.

(2) Voyez à la fin le plan du quartier, dessiné par M. Schmit, chef au ministère des cultes, artiste-lithographe distingué, qui n'a consenti à recevoir aucun paiement pour ce travail, et imprimé par M. Mantoux, imprimeur-lithographe, qui n'a voulu se faire payer que ses déboursés.

Nous dirons seulement qu'elle est fort irrégu-
lière et qu'elle présente presque uniquement
trois grandes faces, au midi, au nord, à l'est.
Depuis les carrefours de l'Odéon, de l'Abbaye et
de la Croix-Rouge, qui sont ses extrémités inférieures, elle s'élève et s'étend jusqu'à la place
de l'Observatoire et jusqu'aux quatre barrières
du Mont-Parnasse, du Maine, des Fourneaux et
de Vaugirard, qui sont ses points culminans.

Ce quartier se divise en trois parties bien dis-
tinctes, séparées, la première de la seconde par
toute la rue de Vaugirard, et la seconde de la
troisième par les rues du Petit-Lion et du Petit-
Bourbon, par la place Saint-Sulpice et la rue du
Vieux-Colombier. La première que nous appel-
lerons *région supérieure*, forme un plateau qui
ne le cède en élévation qu'à celui du Panthéon ;
la seconde, que nous pouvons nommer *région
moyenne*, offre presque partout une pente et
semble un gradin qui monte au plateau du
Luxembourg et qui descend vers la *région inférieure ;* celle-ci figure presque de tous points
une surface plane aux pieds de la seconde.

La région supérieure, qui renferme le jardin et
les pépinières du Luxembourg, les boulevards
du Mont-Parnasse, d'Enfer et du Maine, des rues
pour la plupart larges et bien aérées, de nombreux jardins particuliers et de vastes espaces

libres ou en culture, est à bon droit réputé le quartier le plus salubre de Paris. Néanmoins tout le territoire compris entre la chaussée du Maine et les barrières des Fourneaux et de Vaugirard, habité par une population indigente, et placé sous la fâcheuse influence de la voirie des Fourneaux, de plusieurs fabriques et d'une voie publique insalubres, devait attirer très sérieusement l'attention de la Commission sanitaire. Il en était de même des rues Notre-Dame-des-Champs, Jean-Bart et Duguay-Trouin, dépourvues de pavage en tout ou en partie et dans lesquelles les eaux pluviales et ménagères manquant d'écoulement, et les immondices de toutes sortes amoncelées, formaient des foyers d'infection et d'insalubrité.

La région moyenne qui contient tout l'espace renfermé entre les rues de Condé, Tournon, Garencière, Servandoni, Férou, du Pot-de-Fer, Cassette, d'Assas, du Regard et du Cherche-Midi, espace habité en général par la classe aisée, et dans laquelle la pente du terrein est plus prononcée et favorise l'écoulement des eaux; cette région, disons-nous, à l'exception de quelques petites rues, comme celles dites Honoré-Chevalier, du Gindre, Carpentier, partageait avec la région supérieure la réputation d'être le quartier le plus sain de Paris.

Mais il n'en était pas de même de la région inférieure dont le territoire s'étend depuis la Croix-Rouge jusqu'au carrefour de l'Odéon, et qui est clos d'un côté par la rue du Vieux-Colombier, la place Saint-Sulpice, les rues du Petit-Bourbon et du Petit-Lion, et de l'autre par les rues du Four et des Boucheries. Dans tout cet espace, excepté les rues de Seine, du Petit-Lion, du Petit-Bourbon, des Quatre-Vents, et celles qui ceignent le marché Saint-Germain, toutes les autres étroites, obscures, mal aérées, habitées en grande partie par de pauvres gens, composaient un des quartiers les plus insalubres de la capitale. On remarquait surtout entre celles-ci, comme étant dans les conditions les plus défavorables, sous le rapport de la santé publique, les rues Beurrière, Neuve-Guillemain, des Canettes, Guisarde, Princesse, et du Cœur-Volant.

Mais la cause d'insalubrité la plus pernicieuse, et dont l'influence malfaisante s'étendait le plus au loin dans le quartier, c'était un ruisseau qui servait à l'écoulement des eaux d'une ancienne mare placée à l'extrémité sud de la pépinière du Luxembourg. Cette mare, dans le temps que les Chartreux étaient propriétaires de ce vaste enclos qui est aujourd'hui la pépinière, servait en quelque sorte d'égoût à toutes les eaux du faubourg Saint-Jacques; eux-mêmes les y avaient conduites, parce qu'ils y puisaient, comme dans un réservoir, un engrais pour leur culture. Depuis eux, les eaux avaient continué d'y affluer, mais n'en étant plus retirées comme de leur temps, elles avaient fini par y déposer à la longue une vase épaisse qui exhalait l'odeur la plus maligne et la plus fétide, dans le haut de l'avenue de l'Observatoire et dans le quartier environnant. Les plaintes à ce sujet étaient devenues tellement vives que l'administration, il y a cinq à six ans, avait dû s'occuper d'en faire disparaître la cause; mais elle n'avait imaginé rien de mieux pour y parvenir que de dessécher la mare, non pas en détournant les eaux qui s'y rendaient, mais en donnant à ces eaux un écoulement au moyen d'un aqueduc, dans la pépinière, et, à sa sortie, d'un ruisseau à ciel ouvert qui les conduirait par les rues de l'ouest, de Madame, de Vaugirard, Cassette, Honoré-Chevalier, du Pot-de-Fer, du Vieux-Colombier et de la place Saint-Sulpice, jusqu'à la bouche de l'égoût qui est située à l'entrée de la rue des Canettes. C'est ce qui avait été fait, ce qui avait coûté beaucoup d'argent, et ce qui, au lieu de remédier au mal, n'avait fait que l'étendre au loin. En effet, ce qu'il eût été si facile de prévoir était arrivé, c'est que les eaux qui déjà affluaient infectes à la mare, et

qui s'y infectaient encore plus en passant sur un
lit de vase, répandaient ensuite dans tout le
quartier qu'elles parcouraient cette odeur insalubre et insupportable qui était autrefois con-
centrée dans un foyer unique et restreint. Ces inconvéniens se faisaient surtout sentir quand l'a-
bondance des eaux étant plus considérable, elles
entraînaient avec elles une plus grande quantité
de cette vase fétide, ce qui arrivait fréquemment,
soit par l'effet naturel de la pluie, soit par l'effet
de certaines causes locales dans le faubourg Saint-
Jacques. Cet état de choses, outre son incom-
modité excessive pour les propriétaires riverains,
était dangereux au plus haut degré, et l'on citait
plusieurs exemples de maladies contractées sous
cette maligne influence, dont quelques-unes
avaient été suivies de mort. On croira sans peine
que les plaintes des habitans du quartier n'a-
vaient pas tardé à se faire entendre ; elles étaient
unanimes, opiniâtres et pleines de mécontente-
ment et d'angoisses; mais jusqu'au jour où la
commission du Luxembourg avait été instituée,
elles n'avaient encore obtenu aucune satisfaction.

Les points que nous venons de signaler étaient
ceux qui se faisaient principalement remarquer;
du reste, comme dans toute la ville, la voie publique et les habitations particulières, l'une par
ses imperfections, les autres par leurs vices nom-

breux, devaient exiger un long et minutieux travail d'investigations.

L'ensemble de ces travaux était immense,
d'autant plus que le temps pendant lequel ils
devaient être accomplis était fort court, à cause
de la double approche de l'hiver, pendant lequel
ils seraient en grande partie forcément suspen-
dus, et du choléra dont on avait d'un moment
à l'autre à craindre l'invasion.

La Commission comprit tout d'abord qu'il lui
serait physiquement impossible, quels que fussent son zèle et ses efforts, d'achever tant de travaux dans le temps donné, si elle ne se faisait
assister par le plus grand nombre possible d'auxiliaires choisis parmi les notables du quartier. Outre l'assistance réelle et positive qu'elle trouvait
dans ce concours, elle devait y puiser encore
une très grande force morale de considération et
de persuasion qui lui rendrait beaucoup plus facile l'accomplissement de son œuvre.

Ses travaux se divisaient naturellement en deux
parties : ceux qui concernaient la voie publique,
les établissemens publics et tous les cas plus
graves d'insalubrité, et ceux qui embrassaient
toutes les habitations particulières. Elle se ré-
serva plus spécialement les premiers, et elle crut
qu'elle pouvait confier les seconds à des notables, dont elle dirigerait les efforts, d'après une

marche uniforme, vers un but commun. A cet effet, elle partagea tout le quartier en îlots, au nombre de onze, chacun de ses membres en ayant un ou deux sous sa direction, et elle rédigea un réglement pour la visite des maisons. Chacune d'elles devait être visitée par deux commissaires-adjoints au moins et autant que possible, l'un médecin ou pharmacien, et l'autre architecte ou maître maçon ou charpentier. Ils étaient nantis d'une commission imprimée portant le vû du maire et la signature du directeur de l'îlot et du président de la Commission. Ils étaient porteurs de bulletins imprimés dans lesquels tous les cas d'insalubrité étaient énoncés, et où se trouvaient deux colonnes dont l'une servait à la constatation des causes d'insalubrité, et l'autre à l'indication des réparations réputées nécessaires. Le directeur de l'îlot devait ensuite ou de lui-même ou après en avoir référé à la Commission, écrire aux propriétaires dont les maisons avaient été reconnues insalubres pour leur dénoncer à-la-fois le mal et le remède, avec prière d'appliquer l'un à l'autre, des formules de lettres ayant été imprimées à cet effet, destinées à être revêtues du visa du maire et de la signature du président de la Commission et du directeur de l'îlot. Si cette prière écrite ne suffisait pas, des démarches seraient tentées pour y joindre des

sollicitations verbales; après quoi, si elles de-
meuraient sans résultat, rapport en serait fait à
l'autorité compétente pour provoquer de sa part
soit l'application de tous les moyens légaux, soit
à défaut de ceux-ci la présentation des projets de
loi qui seraient jugés nécessaires.

Ce réglement arrêté et toutes les dispositions
prises, la Commission convoqua sans tarder 90
notables environ, la plupart électeurs ou officiers de la garde nationale, et choisis autant que
possible dans les professions ci-dessus citées.
Presque tous se rendirent à cet appel; la réunion eut lieu le 22 octobre, et la Commission sanitaire, après avoir exposé par l'organe de son
président, le but de l'assemblée, la nature des
travaux et le résultat à atteindre, eut lieu de se
féliciter du zèle et de l'ardeur qui s'y manifes-
tèrent; tous les membres présens acceptèrent l'u-
tile et pénible mission qui leur était offerte; ils
furent, séance tenante, répartis entre les divers
îlots pour y procéder à la visite des maisons; et
cette visite commença dès le lendemain, et fut
poussée avec la plus grande activité. En moins
de deux mois, ainsi qu'il résulte d'un relevé fait
avec beaucoup de soin, par M. le docteur Nolette,
924 propriétés publiques ou privées dont se compose le quartier du Luxembourg, avaient été visitées; 522 n'avaient donné lieu à aucune observa-

tion; 402 avaient été reconnues plus ou moins insalubres; les bulletins qui avaient été dressés de toutes ces visites constataient 783 observations relatives à des causes d'insalubrité, parmi lesquelles 215 se rapportaient à des lieux ou fosses d'aisance, 143 à des eaux ménagères ou pluviales stagnantes, 140 à des pavés à remanier, 49 à des fumiers, 40 à des animaux domestiques nuisibles sous le rapport de la salubrité, 43 à des puisards, 39 à des plombs, 36 à des gargouilles, le reste en moindre nombre à des ruisseaux en mauvais état, à des puits, à des immondices et à des maisons, écuries ou cours généralement mal tenues ou humides. Des lettres pressantes avaient été écrites aux propriétaires des 402 maisons sujettes à observations pour leur signaler toutes les causes qui les rendaient insalubres, et leur indiquer les réparations nécessaires à leur assainissement; des démarches actives avaient suivi de près ces lettres, et, grâce à tant d'efforts, déjà, au commencement de l'hiver, la Commission pouvait conjecturer, d'après les renseignemens qu'elle avait recueillis, que la moitié au moins de ces réparations avaient été faites. La mauvaise saison rendant impossibles les travaux de réparations extérieures, suspendit forcément ceux des notables visiteurs; mais au retour du printemps, et surtout quand éclata le choléra, ils furent repris avec une plus grande activité; de nouvelles visites furent faites, plus sévères encore que les premières, et en très peu de temps presque toutes les maisons restées jusqu'alors insalubres, furent assainies. A peine aujourd'hui, dans le quartier du Luxembourg, en reste-t-il 40 qui laissent quelque chose à desirer sous le rapport de la salubrité, et dans toutes celles-là on peut affirmer que l'impossibilité seule, résultant soit de la disposition des lieux, soit de la gêne des propriétaires, a été cause que les réparations nécessaires n'ont pas été opérées.

Cependant la Commission n'avait pas même attendu que tout ce vaste service de visites des maisons particulières fût organisé, pour entreprendre et pousser avec activité les travaux qu'elle s'était plus spécialement réservés. Dès le 10 octobre, elle avait fait en corps une visite générale de son quartier pour l'étudier dans son ensemble, et se fixer sur les points principaux où devait porter son attention. Dans cette première visite, et dans celles qui lui succédèrent de très près, elle reconnut que les objets les plus urgens étaient le ruisseau de la mare du Luxembourg, la voirie de la barrière des Fourneaux, qui était un des lieux de dépôt des boues et immondices de Paris, le défaut de pavé dans tout ou partie des rues Duguay-Trouin,

Jean-Bart, des Fourneaux et Notre-Dame-des-Champs, et la continuation de la rue de Madame.

Elle voulut voir de ses yeux plusieurs établissemens privés et plusieurs maisons qui lui étaient signalés comme plus particulièrement insalubres, dans divers endroits, et notamment sur le boulevard du Mont-Parnasse et dans les rues du Cœur-Volant, Guisarde, du Vieux-Colombier, des Canettes et Cassette.

Elle s'arrêta surtout à un puisard infect, rue Mabillon, n° 12, dont l'existence remontait à celle de l'ancien marché Saint-Germain, et qui n'avait pas été vidé depuis ce temps.

Elle dut s'occuper spécialement, quoiqu'elle n'appartînt pas à son quartier, mais à cause de la maligne influence qu'elle y exerçait, d'une fabrique de sang sise hors de la barrière des Fourneaux.

Elle s'attacha à faire visiter avec le plus grand soin par ses propres membres ou par des notables adjoints tous les établissemens publics, le marché Saint-Germain, le Luxembourg et ses dépendances, les trois casernes des rues de Vaugirard, de Tournon et du Vieux-Colombier, les quatre barrières du quartier, les deux églises de Saint-Sulpice et des Carmes, le séminaire Saint-Sulpice, le collège Stanislas, le théâtre du Luxembourg et généralement toutes les communautés, toutes les maisons d'éducation nombreuses dans le quartier, les écoles, les corps-de-garde, les hôtels garnis, les cabinets de lecture, les cafés et les établissemens de marchands de vin.

La voie publique fixa surtout son attention la plus sérieuse.

Ces objets et bien d'autres qu'il serait trop long d'énumérer ici, devinrent le sujet d'autant de rapports spéciaux.

Passons rapidement en revue ceux qui méritent le plus d'être mentionnés, et notons en même temps les résultats obtenus et ceux qui ne le sont pas encore.

Le ruisseau de la mare du Luxembourg fut le premier point dont s'occupa la Commission. Un rapport de M. Godde, en date du 15 octobre 1831, indiqua à-la-fois les causes qui infectaient ce ruisseau et les moyens d'y remédier, au moins momentanément, jusqu'à la construction d'un égoût. La Commission, malgré toute la chaleur et la persistance qu'elle mit à rappeler sans cesse à l'administration les conclusions de ce rapport, n'en put rien obtenir que des promesses jusqu'au moment de l'apparition du choléra ; nous dirons dans la suite de ce récit ce qui fut accompli à cette époque pour délivrer le quartier du danger que lui faisait courir ce ruisseau.

Le même rapport s'occupait aussi de la voirie

des Fourneaux, qui exhalait au loin une odeur pestilentielle, et concluait à sa suppression immédiate. Quinze jours après, le 1ᵉʳ novembre, l'ordre était donné et aussitôt exécuté de la supprimer, et ainsi disparaissait avec elle une des causes les plus nuisibles d'insalubrité. C'est sans doute à cette suppression que le chemin de ronde de la barrière des Fourneaux fut plus tard redevable de ne pas compter un seul décès du choléra.

Le défaut de pavage dans tout ou partie des rues Jean-Bart, Duguay-Trouin, des Fourneaux et Notre-Dame-des-Champs, et tous les inconvéniens qui en étaient la suite, dénoncés dans des rapports nombreux sur la voie publique, tant des membres de la Commission, que des notables adjoints, imprimèrent une nouvelle impulsion à l'action administrative. La police adressa aux propriétaires des sommations par suite desquelles ces rues furent plus ou moins promptement pavées ou au moins nivelées ; les amas d'immondices qui les encombraient disparurent ; les eaux qui y séjournaient reçurent une pente et purent s'écouler, et elles se trouvèrent de la sorte assainies autant que le permettaient les circonstances. Les deux rues Jean-Bart et Duguay-Trouin n'ont pas eu dans la suite une seule victime du choléra parmi leurs habitans.

La continuation de la rue de Madame qui devait donner du jour, de l'air et des débouchés de toute nature à la partie du quartier qui est le plus insalubre et où le choléra a le plus exercé de ravages, était aussi un objet de trop d'importance pour que la Commission négligeât de s'en occuper. Dans toutes ses lettres au Préfet de police, elle eut soin de la placer toujours au premier rang de ses réclamations; jusqu'à ce jour toutes ses instances à ce sujet sont demeurées inutiles, sans doute contre le vœu de l'autorité elle-même; mais la Commission se propose de les renouveler jusqu'à ce qu'elles soient suivies du résultat qu'elle espère obtenir.

La fabrique de sang de la barrière des Fourneaux, signalée comme nuisible dans un rapport spécial, subissait les changemens et la surveillance qui devaient en faire disparaître les dangers qu'elle offrait pour la santé publique.

La vidange du puisard de la rue Mabillon, n° 12, qui ne pouvait pas s'ajourner sans péril, menaçait cependant de traîner en longueur par suite de difficultés survenues entre une dame, propriétaire de la maison et la ville pour savoir sur qui retombait la charge de le vider. La Commission, dans cet état de choses, éclairée par un rapport de MM. Godde, Vignardonne et Nolette, sollicitait vivement et sans cesse la police d'en ordonner d'office le curage, au risque de qui il appartiendrait. La police se rendit enfin à ses vœux, lorsque le choléra commença à sévir, et cette vidange, ordonnée le 7 avril, fut opérée dans les vingt-quatre heures, à la diligence de M. Prunier-Quatremère, commissaire de police du quartier.

Le marché Saint-Germain devint de la part de M. le docteur Tacheron la matière d'un rapport très circonstancié, dans lequel étaient signalés le mauvais état du pavé en général, la stagnation des eaux dans plusieurs endroits et notamment dans les ruisseaux, l'état de dégradation de la fontaine, le défaut d'eau nécessaire à son alimentation, la nécessité d'établir des bornes-fontaines, la malpropreté des murs, des persiennes, des toitures et des caves, la mauvaise qualité qui se faisait remarquer trop souvent et quelquefois la putréfaction des alimens exposés en vente, l'enlèvement trop peu fréquent des immondices, etc. L'administration rémédia à la plupart des vices dénoncés dans ce rapport et qui le furent itérativement dans ceux de MM. Armez et Durand-de-Saint-Amand, notables surveillans; le pavé fut remanié, les eaux reçurent en général de l'écoulement, la fontaine fut restaurée, l'eau y afflua en plus grande abondance, on employa des tuyaux de pompe à l'arrosement, et l'on nettoya les parties du marché

qui jusque-là n'avaient pas été tenues dans un
état de propreté suffisant. Mais les bornes-fontaines ne furent pas encore établies, et c'est un
point sur lequel la Commission se propose de
revenir sans cesse jusqu'à ce qu'elle l'ait gagné.

Le même rapport se plaignait vivement de
l'insalubrité, de la malpropreté et de l'inconve-
nance sous tous les rapports, du corps-de-garde
de la mairie de la XIe légion, auquel il devenait
impossible de donner l'air, le jour et l'élévation
qui lui manquaient. Le local servant à l'état-
major offrait également de graves inconvéniens,
à cause de son humidité. Ces plaintes réitérées
de la manière la plus pressante dans deux rapports subséquens et dans toutes les lettres du
Président de la Commission furent enfin enten-
dues, lors de l'apparition du choléra. La XIe légion est aujourd'hui en possession d'un corps-
de-garde spacieux, élevé, aéré, bien clair et
parfaitement sain ; son état-major occupe un
local y attenant, dans lequel n'existe plus aucun
des inconvéniens de l'ancien. L'une et l'autre en
sont redevables non-seulement à la Commission
sanitaire du quartier du Luxembourg, mais encore au zèle diligent avec lequel M. le Maire de
l'arrondissement s'est entremis pour lever toutes
les difficultés que rencontrait cette amélioration.

Le palais, le jardin, les pépinières et les dé-

pendances du Luxembourg avaient donné lieu
à un assez grand nombre d'observations et de
demandes de réparations consignées dans deux
rapports de M. Gorgeu, notable-adjoint, et du
Président de la Commision. Lors de l'invasion
du choléra-morbus, la plupart de ces réparations
ont été exécutées par l'effet des ordres donnés par
M. le grand-référendaire de la chambre des pairs.

Le quartier de cavalerie de la rue de Vaugirard
était, sous le rapport sanitaire, dans un état de
nature à compromettre au plus haut point la
santé des troupes. Malheureusement on ne savait à qui du ministère de la guerre, de la chambre des pairs ou de l'administration des domaines devait appartenir la charge de faire les réparations nécessaires. Dans le doute, ce fâcheux
état de choses fut à plusieurs reprises dénoncé
au ministre de la guerre, au gouverneur de la
1re division militaire, au grand-référendaire de
la chambre des pairs et à l'administration des
domaines. Il cessa enfin par l'entremise et les
ordres du ministre de la guerre.

La caserne municipale de la rue de Tournon
renfermait aussi plusieurs causes notables d'insalubrité, qui furent signalées en détail dans un
rapport de MM. Vincent et Tastu, notables-adjoints. Ce rapport ayant été transmis par la Commission à M. le colonel Feisthamel, il les fit aussi-

tôt disparaître avec le plus louable empressement.

La caserne des pompiers de la rue du Vieux-Colombier, d'ailleurs bien tenue, était cependant malsaine par suite de diverses dispositions intérieures qui exigeaient des changemens, et surtout de la petitesse du local où était amoncelé un trop grand nombre d'hommes. Elle avait donc besoin d'être réparée et de recevoir de l'espace et de l'air, que devait lui procurer une maison voisine depuis long-temps achetée par la ville pour être démolie. Les réparations demandées furent faites, mais la démolition n'eut pas lieu. La Commission l'avait cependant réclamée de bonne heure ; elle ne put pas l'obtenir, et ce ne fut point sans un vif regret, car les ravages de l'épidémie dans cette caserne devaient être et ont en effet été plus grands que dans les autres établissemens de ce genre (1).

Plusieurs réparations furent exécutées dans le séminaire Saint-Sulpice, par suite d'un rapport de MM. Pernot et Boulay de la Meurthe jeune,

(1) Il faut que l'administration ait été dans l'impossibilité absolue de faire agrandir cette caserne, et elle a dû s'en affliger, car elle n'a pas pu ignorer qu'aux mois d'août, de septembre et d'octobre 1831, c'est à-dire six à huit mois avant l'invasion reconnue du choléra, plus de quatre-vingts sapeurs-pompiers avaient été atteints d'une affection qui en présentait tous les symptômes. Ces faits ont été consignés par M. le docteur Treille, dans les *Annales de la médecine physiologique,* n° de novembre 1831.

notables-adjoints, rapport dans lequel ils les avaient indiquées comme indispensables

Deux établissemens de chiffonniers, rue Guisarde, par l'effet de l'accroissement qu'y avaient donné leurs propriétaires, en y joignant le commerce des os, étant devenus nuisibles, furent soumis à des précautions de nature à leur enlever toute funeste influence. Le commerce des os fut complètement supprimé.

Plusieurs maisons de la rue des Canettes, dans un état de délâbrement et d'insalubrité déplorable, furent l'objet de nombreux rapports spéciaux et de démarches actives ; malheureusement, des circonstances sans doute indépendantes de la volonté des propriétaires, s'opposèrent à ce qu'on fît les réparations nécessaires ; ces maisons figurèrent depuis parmi celles qui furent le plus maltraitées par l'épidémie.

Un sieur Laval avait sur le boulevard Mont-Parnasse, un établissement de vacherie et de toutes sortes d'animaux domestiques, véritable foyer d'infection. La commission tout entière s'était, dès sa première visite dans l'arrondissement, transportée chez lui pour l'avertir du danger qu'il courait et l'engager à renoncer à son établissement ; depuis, elle n'avait pas cessé de lui réitérer les mêmes avis ; il y resta sourd jusqu'au moment de l'invasion de l'épidémie ; à cette époque, il se

mit lui-même à tuer ses bêtes ; il était trop tard ;
le jour même qu'il tuait la dernière, il fut pris
du choléra et mourut, payant ainsi de sa vie sa
négligence.

Mais un point auquel la Commission attachait
le plus grand intérêt, comme devant avoir une
bien fâcheuse influence sur la salubrité générale,
c'était le mauvais état de la voie publique. On
n'y voyait en trop d'endroits que défaut de pavage
ou pavé à relever, que ruisseaux à établir ou manquant d'écoulement, qu'eaux stagnantes, tas d'immondices au moins à certaines heures, boues et or-
dures de toute espèce. (1) C'était un état de choses
incommode pour la marche, repoussant pour
les yeux, infect pour l'odorat, pernicieux pour
la santé, honteux pour une grande ville. Enfin,
cette cause d'insalubrité générale était un mauvais exemple donné par le magistrat à l'habitant,

(1) Nous éprouvons ici le besoin de protester que tout ce que nous
disons de la voie publique du quartier du Luxembourg, n'est en rien
imputable à son commissaire de police, M. Prunier-Quatremère ; non-
seulement son quartier est un des mieux tenus de Paris, grâce à sa vigilance, mais encore il a rendu les plus grands services dans la Commission sanitaire dont il est membre. Par son activité, il n'a jamais laissé
en souffrance aucune affaire de son ressort ; par sa douceur et sa fer-
meté, il les a presque toujours menées à bien, sans en venir aux extrémités. Au reste, le fâcheux état de la voie publique est beaucoup moins
le tort des agens de l'administration que celui du mauvais système qui
est suivi en cette matière.

et par cela même, un obstacle de plus à toute amélioration sanitaire dans les propriétés privées. La
Commission s'en occupa donc avec un soin tout
spécial. Elle avait, comme nous l'avons dit, divisé tout son quartier en onze îlots qui furent
partagés entre ses membres; chacun d'eux fit
un rapport sur son territoire particulier; et non
contente de tous ces premiers renseignemens
obtenus par elle-même, elle en provoqua encore
de nouveaux de la part de tous les notables-adjoints, sur la voie publique attenant à chaque
maison qu'ils visitaient. Tous ces renseignemens
furent réunis et coordonnés dans un rapport remarquable de M. Fournier, *sur l'état de la voie
publique dans le quartier du Luxembourg et sur
les moyens particuliers et généraux qui devaient
en assurer la salubrité.* La première partie de
ce rapport contenant les *moyens particuliers* dé-
taillait avec le plus grand soin, rue par rue et
maison par maison, tous les endroits de la voie
publique où il était nécessaire d'établir ou de remanier le pavé. A la suite de ce travail très considérable, très minutieux et qui pouvait être
si utile à l'administration, le rapport signalait,
dans une seconde partie, les moyens généraux
d'assainir la voie publique, au nombre de six,
savoir : l'établissement de bornes-fontaines, celui d'égoûts, celui de latrines publiques, celui

d'urinoirs publics, un nouveau système d'enlèvement des immondices et des percemens de
rues.

Quant aux bornes-fontaines, la Commission
partait de ce principe qu'il en fallait établir le
plus possible, dans un quartier où il n'en existe
pas encore une seule, et qui n'a qu'une fontaine
celle du marché Saint-Germain; mais dans l'i-
gnorance où elle était de la quantité d'eau dispo-
nible, elle évitait de faire élection précise des
lieux où elles devaient être établies; elle se con-
tentait d'indiquer comme propices à ces établissemens, dans la région supérieure, les points
culminans du quartier, à savoir : le haut de la
rue Notre-Dame-des-Champs, et les barrières
du Mont-Parnasse, du Maine, des Fourneaux et
de Vaugirard; dans la région moyenne, la rue de
Vaugirard aux endroits où elle donne naissance
à toutes ces rues qui s'en vont avec une pente
plus ou moins rapide gagner la région inférieure;
enfin, dans celle-ci, les carrefours et les rues qui
se font remarquer par une plus grande insalubrité. Déjà pour le service du marché Saint-Germain il avait été fait une demande spéciale de
bornes-fontaines.

La Commission était moins explicite encore sur
les égoûts; elle rappelait tous leurs avantages;
mais elle sentait que rien ne pouvait être fait

en semblable matière, dans un seul quartier, que d'après un vaste système pour toute la ville; et comme elle ignorait entièrement le plan général, elle insistait seulement sur la construction de l'égoût qui devait absorber le ruisseau de la mare du Luxembourg, et sur l'établissement qui devait être peu coûteux, au moyen de tuyaux de fonte, d'égoûts latéraux embranchés sur le grand égoût existant déjà dans les rues du Cherche-Midi, du Four et des Canettes. Ces égoûts secondaires auxquels s'adapteraient des conduites venant des maisons riveraines, serviraient à vider leurs puisards en général plus bas que le sol, et à assainir ces maisons et la voie publique, dans les rues les plus insalubres du quartier.

Pour ce qui est des latrines et des urinoirs publics, la Commission pensait qu'on ne parviendrait jamais qu'en les multipliant, à préserver nos monumens, les propriétés privées et la voie publique, des souillures qui les dégradent, les infectent et les déshonorent. Et c'est à peine si Paris possède quelques-uns de ces établissemens! Le seul marché Saint-Germain, dans le quartier du Luxembourg, avait des latrines publiques, et de tous les moyens qui avaient contribué à l'assainir, celui-là avait été un des plus efficaces. Les seuls urinoirs publics qui fussent dans le quartier, et encore ne consistaientils qu'en tonneaux portatifs qu'il fallait vider chaque jour, étaient ceux qui se trouvaient dans le jardin du Luxembourg, dans la cour de la mairie, et dans quelques autres édifices semblables en très petit nombre. Les latrines publiques devraient être établies dans les lieux les plus fréquentés, les marchés, les carrefours, les jardins, les places. Loin d'être un objet de dépenses considérables, elles pourraient devenir même une branche de produits, si la ville, en les faisant construire à ses frais, y joignait des latrines particulières qu'elle affermerait. Les urinoirs publics devaient se rencontrer aux mêmes lieux que les latrines ; il devrait en être établi en outre à portée de tous les marchands de vin, cafés, et autres établissemens pareils. Un procédé ingénieux et peu coûteux suffirait à leur construction : il consisterait en une cuvette de fonte qui viendrait briser à la hauteur nécessaire, les tuyaux servant à la descente des eaux pluviales, et ces eaux elles-mêmes procureraient à cette cuvette et au ruisseau une ablution abondante. Nul doute que les particuliers pour garantir leurs propriétés n'imitassent promptement l'administration en établissant de semblables urinoirs. Au reste, du moment où il existerait un nombre suffisant de latrines et d'urinoirs publics, il conviendrait qu'une sanction pénale garantît l'exécution des réglemens qui auraient pour but de mettre désormais la cité à l'abri d'une honteuse profanation. Cette amélioration sollicitée par le triple intérêt de la décence, de la conservation et de la salubrité serait bientôt consacrée par les mœurs publiques.

Quant aux immondices, la Commission pensait qu'elles ne devraient jamais être déposées sur la voie publique qu'elles souillaient, tant qu'elles y restaient entassées, et d'où elles ne pouvaient jamais être enlevées sans qu'il en restât quelque débris. Elle indiquait, pour nouveau système, qu'il conviendrait qu'elles demeurassent en dépôt dans les maisons, d'où elles seraient apportées aux voitures tous les jours à une heure et à un signal donnés. C'est à peu près le système qui a été tenté dans les premiers jours d'avril et qui a donné naissance à des troubles. La Commission est d'avis qu'il n'a pas réussi, parce qu'il a été essayé en temps inopportun, alors que le choléra envahissait la ville et exaltait toutes les imaginations, surtout parmi les indigens. On doit croire que si on l'avait tenté plusieurs mois à l'avance, à l'époque par exemple où la Commission du Luxembourg le réclamait dans ses rapports, il aurait eu le temps de s'acclimater, subsisterait aujourd'hui et produirait les heureux fruits qu'on a droit d'en attendre.

Enfin, le dernier moyen que la Commission proposait pour assainir la voie publique, c'était le percement des rues. A ce sujet, elle bornait ses demandes pour le quartier à faire revivre celle qu'elle avait déjà produite plusieurs fois, la continuation de la rue de Madame.

Elle ne s'était pas occupée de plusieurs autres puissans moyens d'assainissement de la voie publique, tels que l'élargissement des rues, l'établissement des trottoirs,, les règles suivant lesquelles les maisons devaient être construites, et les rues pavées, balayées et préservées de tout encombrement ou étalage, parce qu'elle savait qu'il existait déjà à ce sujet des plans, des marchés et des réglemens dont l'exécution devait continuer à être suivie.

Ce rapport essentiel qui était envoyé dès le 17 novembre à la Commission centrale, ne demeurait pas entièrement stérile. Le pavé de nos rues, quoiqu'il fût loin d'être remanié partout où le besoin s'en faisait sentir, l'était cependant, grâce à ce rapport, en divers endroits qu'il avait signalés. Peut-être n'avait-il pas été sans influence sur l'adoption d'un autre mode d'enlèvement des immondices. Sans doute qu'il contribua à nous faire obtenir plus tard l'égoût que l'on construit aujourd'hui; et sans doute encore, du moins il faut l'espérer, qu'il sera consulté quand il s'agira sérieusement de prolonger la rue de Madame, et d'établir des bornes-fontaines, des latrines et des urinoirs publics.

Presque toutes les opérations que nous venons d'énumérer étaient terminées au commencement de l'hiver. A cette époque, la Commission se vit forcée d'en ralentir une partie, à cause de la suspension des travaux extérieurs, nécessitée par la mauvaise saison. Mais cependant, elle ne resta pas oisive. Pendant tout l'hiver, elle poursuivait sans relâche auprès de l'autorité l'obtention des diverses demandes qu'elle lui avait adressées; elle lui fournissait un tableau-résumé indicatif de toutes les causes d'insalubrité du quartier et des moyens de les faire disparaître, avec un aperçu des dépenses; elle entretenait avec elle la plus active correspondance; elle y traitait d'une foule de détails relatifs à la salubrité, et de trop peu d'importance pour trouver place dans des rapports spéciaux; elle se mettait à sa disposition pour l'aider à dresser une statistique sanitaire de Paris, d'après des bases qu'elle lui soumettait; elle provoquait de sa part des mesures en cas d'invasion de l'épidémie; elle en réclamait une instruction populaire sur les moyens hygiéniques et médicaux de s'en préserver; elle cherchait et lui indiquait un local convenable pour l'établissement de l'ambulance du

quartier; elle ne cessait de l'engager à ordonner à l'avance toutes les précautions nécessaires,
pour n'être pas prise au dépourvu ; elle lui de-
mandait enfin de profiter de l'existence des commissions de salubrité et de l'ardeur qui les animait, pour rédiger et pour soumettre à leurs observations un projet complet de code munici-
pal sanitaire, qui deviendrait par la coopération
de tous, un ouvrage vraiment national, et qui
ferait la gloire du magistrat qui y attacherait son
nom.

Cependant le moment approchait où la prévoyance qui avait fait établir les commissions
sanitaires et celle qui avait activé leurs travaux
allaient tout-à-coup recevoir leur triste justifica-
tion.

Le 26 mars, éclata à Paris le premier cas de
choléra bien constaté.

Cette prise de possession de la France par sa
capitale même, ce bond que faisait l'épidémie
des frontières au sein du pays, jeta d'abord tous
les esprits dans une sorte de confusion.

Après quelques jours pendant lesquels, heu-
reusement, le fléau ne fit que peu de progrès, on
se remit de cette émotion, et dans chaque arrondissement, dans chaque quartier, tous les efforts
se réunirent pour combattre le nouvel ennemi
qui nous envahissait.

Le 31 mars, dans une réunion présidée par le maire et à laquelle avaient été appelés tous les membres de la commission sanitaire du XIe arrondissement et des commissions des quatre quartiers, il fut convenu que celles-ci se chargeraient d'organiser aussitôt, chacune dans son quartier respectif, un bureau de secours destiné à porter les premiers soins aux personnes atteintes du choléra.

On pressentait en effet que cette organisation ne pouvait plus être retardée, et après avoir cherché sans fruit depuis plusieurs jours les moyens d'établir ces bureaux, on s'avisait enfin du seul qui fût opportun, celui de confier leur fondation et leur direction aux commissions sanitaires des quartiers.

Celle du Luxembourg avait, dès le premier abord, réclamé pour elle cette mission, promettant que deux heures après qu'elle en aurait été chargée, le bureau de secours serait ouvert. On la lui confia, selon ses desirs. Il était quatre heures, à six heures le bureau était en mesure d'administrer des secours, et le service assuré pour vingt-quatre heures.

On lui désigna pour ce bureau un local qu'elle avait elle-même indiqué depuis long-temps, consistant en deux salles au rez-de-chaussée du séminaire Saint-Sulpice, local qui était parfaitement propre à cette destination, mais où il n'y avait encore que les quatre murs et pas même de carreaux aux fenêtres. Cette imprévoyance eût été impardonnable, si elle n'avait eu son excuse dans la manière inopinée dont l'épidémie avait fait invasion.

Quoi qu'il en soit, la commission sanitaire du Luxembourg entra immédiatement en séance, et eut bientôt arrêté toutes les règles d'après lesquelles le service fut depuis invariablement dirigé. Un recensement fut fait de tous les médecins, chirurgiens, officiers de santé et pharmaciens du quartier; et ils furent tous convoqués à une réunion générale pour le lendemain à une heure. On s'assura de six infirmiers. Un membre de la commission fut chargé de faire réparer, nettoyer, et mettre en état le local; un autre, de réunir les médicamens nécessaires; un troisième, de se procurer un mobilier d'emprunt qui servît en attendant qu'on eût eu le temps d'acheter celui qui devait définitivement être en usage. A cet égard, nous sommes heureux de dire que la commission trouva dans M. l'économe du séminaire la plus grande complaisance; il prêta des lits, des matelas, du bois et tous les menus objets dont on pouvait avoir besoin.

Trois médecins, MM. Cuvelier, Duchesne et Dumas, furent appelés d'urgence à se rendre immédiatement au bureau de secours pour y faire le service, avec mission de ne le point quitter qu'ils ne fussent régulièrement relevés. Cette mission qui dura près de vingt-quatre heures, dans un local incommode et froid, était très pénible; ils l'acceptèrent avec joie et la remplirent avec dévoûment.

Toutes ces mesures furent improvisées dans l'espace de deux heures, et à six heures du soir, ainsi que nous l'avons dit, le bureau de secours fut ouvert. On eut lieu de se féliciter de cette promptitude, car dès la nuit même, on vint plusieurs fois réclamer du secours, et entre autres cholériques gravement atteints, il y en eut un qui dut être transporté à la Charité.

Le lendemain, à une heure après midi, eut lieu la réunion à laquelle avaient été convoqués, dès la veille, tous les médecins et pharmaciens qu'on avait pu connaître dans le quartier. Presque tous s'y trouvèrent présens, et, au zèle qui les animait, on put juger dès-lors que rien ne serait plus facile que d'assurer le service du bureau de secours, quelque temps qu'il dût se prolonger, quelque laborieux qu'il dût être.

Ils adoptèrent unanimement les règles du service auxquelles s'était arrêtée la commission. La journée médicale devait commencer à midi et durer vingt-quatre heures; six médecins, six élèves et deux pharmaciens seraient de service pendant ce temps et se partageraient les heures, de manière qu'il y eût toujours au bureau, deux médecins et deux élèves à-la-fois, et qu'ils eussent à faire quatre heures de service de jour et quatre heures de nuit. Le service des deux pharmaciens devait durer, pour chacun, douze heures; mais comme leur présence était bien plus nécessaire encore à leur pharmacie qu'au bureau, il fut entendu qu'ils ne s'astreindraient qu'à y faire, de temps en temps, acte de présence. Le service serait commandé deux jours à l'avance, les convocations nominatives et déposées à domicile sur récépissé, et la feuille de service affichée dans le local du bureau, pour que chacun pût la contrôler. Un élève accompagnerait toujours le médecin dans ses visites. Le médecin qui aurait été appelé chez un indigent, durant son service, lui continuerait ses soins, après que son service serait terminé; si, dans ses visites, il jugeait que le malade ne fût pas en état de payer les médicamens, il était autorisé à les lui faire délivrer gratuitement, sur des formules imprimées, la ville devant les rembourser aux pharmaciens; si même il pensait que des secours de charité en alimens, vêtemens ou moyens de chauffage fussent nécessaires, il s'adresserait au bureau de charité pour les faire donner. Il serait tenu note de toutes les visites; les cas nouveaux, graves, seraient enregistrés et signalés chaque jour au préfet de police; les simples consultations verbales et même écrites, on ne croyait pas devoir prendre la peine de les mentionner sur aucun registre.

Telles furent les règles adoptées dès le premier jour, et dont on ne s'est pas départi jusqu'au dernier. Seulement dans le commencement d'avril, quand l'épidémie commença à sévir avec rigueur, trois élèves internes ayant été attachés au bureau, un de ces élèves dut toujours y être présent la nuit, et deux le jour; plus tard, quand elle eut acquis sa plus grande intensité, il devint impossible d'enregistrer tous les cas nouveaux; et vers la fin, quand elle diminua, le nombre des médecins et élèves externes de service put être réduit de moitié.

Séance tenante, on dressa la liste des médecins que leur grand âge ou un service public dans un hôpital ou ailleurs, devait nécessairement exempter de celui du bureau de secours (1); et la liste de ceux qui étaient en disposition de s'en charger (2), après quoi, le service fut arrêté pour trois jours.

(1) Les médecins ainsi exemptés furent MM. Baron, Bouillaud, Cullerier, Dupuis, Fleury, Guéneau de Mussy, Guérard, Petit, Portal, Récamier, Ribes père, Ribes fils, Tisserand.

(2) Voyez leurs noms à la note de la page 49.

Dans la soirée même, plusieurs élèves en médecine vinrent spontanément s'offrir pour faire le service gratuit d'externe, et le continuer sans désemparer jusqu'à ce qu'ils fussent assez nombreux, pour qu'un tour de rôle régulier pût être établi entre eux. Dans les deux ou trois jours qui suivirent, plusieurs autres imitèrent leur exemple, et dès-lors, cette partie du service fut assurée comme toutes les autres. (1)

Parmi ces élèves, un certain nombre qui se recommandaient par des études sur le point d'être terminées et par la pratique des hôpitaux, autant que par leur bonne volonté, furent, à la demande même des médecins du bureau, employés comme médecins, et se signalèrent jusqu'au dernier moment par la plus utile coopération. (2)

Dès ce second jour de l'ouverture du bureau, l'affluence des personnes qui vinrent y réclamer du secours fut très grande; la plupart n'éprouvaient encore que de légers symptômes du mal, mais cependant, on compta plus de 20 cas de choléra bien caractérisés, et 10 malades furent transportés à l'hôpital.

Cette foule de réclamans était une circon-

____

(1) Voyez leurs noms à la note de la page 49.
(2) Voyez leurs noms à la même note.

stance à-la-fois affligeante et heureuse; affligeante, en ce qu'elle attestait déjà la rigueur de
l'épidémie; heureuse, en ce qu'elle témoignait
de la confiance inspirée tout d'abord par le bureau aux habitans du quartier, auxquels étaient
parfaitement connus tous ceux qui le composaient.

Cette confiance se consolida de plus en plus,
grâce à la promptitude avec laquelle il fut insti-
tué, à la rapidité qui présida à l'administration
des secours, à leur efficacité, au zèle et à la chaleur de tous ceux qui s'y employèrent.

Le lendemain, quand commencèrent à circu-
ler ces funestes rumeurs d'empoisonnement qui
agitèrent presque toute la ville, le quartier du
Luxembourg resta parfaitement calme, quoique habité en grande partie par la classe indigente, et quoique déjà décimé par le fléau. Cette
tranquillité, il faut l'attribuer surtout à l'heureuse confiance dont nous venons de parler.
Comment des bruits sinistres auraient-ils eu
prise sur des esprits déjà favorablement préve-
nus? Comment nos pauvres auraient-ils repoussé
comme portant du poison les mêmes mains dont
ils avaient déjà éprouvé les soins empressés?

Certes, si comme la prévoyance le comman-
dait, tous les bureaux de secours avaient été prêts
à l'avance, il est permis de croire que Paris n'au-

rait pas eu à gémir de quelques excès semblables
à ceux qui, en plus grand nombre et avec des
circonstances plus affreuses encore, ont souillé
la plupart des grandes villes ravagées par le choléra.

Cependant, tandis que la Commission sanitaire
cherchait à combattre efficacement l'épidémie,
en organisant contre ses symptômes la plus
prompte administration des secours, elle s'effor-
çait encore de lutter contre elle avec non moins
d'efficacité, en s'attaquant à une de ses principales causes, à l'insalubrité.

Elle reprenait ses travaux, interrompus en
partie pendant l'hiver, avec une nouvelle énergie; elle réitérait auprès de l'administration, avec
de plus pressantes instances, d'anciennes et de
nombreuses réclamations, sur la plupart desquelles elle obtenait enfin d'être satisfaite. Chaque
jour une nouvelle demande du président de la
Commission conçue en termes plus vifs que celle
de la veille était adressée au préfet de police,
relativement au ruisseau de la mare du Luxembourg; presque toujours elle était accompagnée
d'un rapport de quelqu'un des notables-surveillans, tels que MM. Foubert, Molé, Gossuin, dans
lequel ils exprimaient les plaintes amères des habitans. Entraîné enfin par tant d'instances, ce
magistrat ne craignit pas, en l'absence de tout

vote de fonds, d'engager sa responsabilité, et prit sur lui, avec une louable assurance, d'autoriser trois membres de la Commission sanitaire à faire exécuter toutes les mesures qu'ils jugeraient nécessaires pour désinfecter ou même détourner ce ruisseau. Ces trois membres (1) s'en occupèrent sans perdre un seul instant; ils arrêtèrent un plan, dressèrent un devis; on se mit à l'ouvrage, et quelques jours après le ruisseau fut provisoirement désinfecté. L'égoût qui doit avant peu en débarrasser à jamais le quartier ne tarda pas à être définitivement adjugé; il est aujourd'hui sur le point d'être achevé.

L'assainissement de la voie publique et des habitations particulières était aussi l'objet de la plus sérieuse sollicitude de la Commission.

Elle songea encore une fois à recourir pour tout cet immense service sanitaire aux notables

(1) Ces trois membres étaient MM. Godde, Prunier-Quatremère et Boulay de la Meurthe, auxquels voulurent bien se joindre, MM. Trébuchet, chef du bureau de la salubrité à la préfecture de police et Gaultier de Claubry, membre délégué de la Commission centrale auprès du XIe arrondissement. Nous saisissons cette occasion de remercier ces deux messieurs non-seulement de l'assistance qu'ils ont donnée en cette circonstance à la Commission du Luxembourg, mais encore de tous les rapports qui ont existé entre eux et elle, et dont elle n'a eu qu'à se louer. M. Godde étant tombé malade, a été remplacé dans la direction des travaux de désinfection de ce ruisseau par M. Dulcau, ingénieur, qui est m··· du choléra dans le temps qu'il les dirigeait.

dont l'assistance lui avait déjà si bien réussi; elle fit un second appel au zèle des anciens et elle leur adjoignit de nouveaux collaborateurs (1). Elle

(1) C'est ici le lieu de donner les noms de tous ces notables, qui sont Messieurs :

Alibert, propriétaire.

Armez, électeur.

Baudouin, officier dans la XIe légion.

Baulier, électeur.

Becquet, avocat.

Berthe, électeur.

Billette, capitaine dans la XIe lég.

Billoux, capitaine dans la XIe lég.

Blottière, électeur.

Boulay de la Meurthe jeune, capitaine dans la XIe légion.

Bourdon, électeur.

Buval, maître-menuisier.

Cavelié, herboriste.

Chalumeau, officier dans la XIe légion.

Charlot, électeur.

Chaumonet, officier dans la XIe légion.

Chaumont, officier dans la XIe légion.

Cherrier, avocat, officier dans la XIe légion.

Chopart, électeur.

Courcier, adjudant-major dans la XIe légion.

Crocquefer, électeur.

Cuvelier, médecin, capitaine dans la XIe légion.

Decaignou, médecin.

Deconclois, électeur.

Delaire, ancien employé.

Demalden, capitaine dans la XIe légion.

Desmaretz, agent d'affaires.

Devillenave, officier dans la XIe légion.

Dumas, médecin.

Dupré, capitaine dans la XIe légion.

Dupuis, électeur.

Durand-de-Saint-Amant, avocat.

Duval, électeur,

Duvergier, avocat, officier dans la XIe légion.

Eudeline, électeur.

Foubert, propriétaire.

Gaudin, électeur.

Georges, électeur.

Girard, architecte.

Giverne, électeur.

Gorgeu, officier dans la XIe légion.

Gossuin, électeur.

Guilhem, capitaine dans la XIe lég.

Hatin, médecin, officier dans la XIe légion.

rédigea, pour rendre ce service uniforme et régulier, une instruction qui portait en substance
que la voie publique et toutes les maisons particulières, à moins qu'elles ne fussent notoire-
ment salubres, seraient visitées tous les jours par

Hauchecorne, électeur (décédé du choléra).

Horner, médecin.

Ingé, officier dans la XIᵉ légion.

Jarrier-Maimbault, maître-maçon (décédé du choléra).

Jenet, employé.

Julier, pharmacien.

Larue, capitaine dans la XIᵉ légion.

Laugereau, architecte.

Laval, médecin.

Lebas, professeur, officier dans la XIᵉ légion.

Lebreton, électeur.

Lefranc, électeur.

Letrone, maître-maçon.

Luys, propriétaire.

Maisonnable, médecin.

Manigot, électeur,

Marchand, architecte, capitaine dans la XIᵉ légion.

Marest, électeur.

Margot, électeur.

Marolles, électeur.

Mathey, pharmacien.

Mayet, électeur.

Molé, électeur.

Moneuse, pharmacien.

Morand, médecin.

Nicolardot fils, électeur.

Pacthod neveu, médecin.

Pernot, architecte, chef de bataillon dans la XIᵉ légion.

Petit, menuisier.

Plassan, électeur.

Poirson fils, propriétaire.

Pradier, graveur.

Primault, épicier.

Provost, architecte.

Ribes fils, médecin.

Richard, électeur.

Rivoire, officier dans la XIᵉ légion.

Robert, électeur.

Roussel, électeur (décédé du choléra).

Saint-Laurent, électeur.

Sajou, sergent-major dans la XIᵉ légion.

Seneuse, employé.

Simonin, capitaine dans la XIᵉ légion.

Taconnet, électeur.

Taslu, ancien imprimeur, électeur.

Vienne, électeur.

Villette, pharmacien.

Vincent, référendaire au sceau.

des commissaires-surveillans qui y recherche-
raient toutes les causes d'insalubrité et les signa-
leraient pour les faire disparaître, suivant les cas,
aux portiers, aux marchands ayant boutique sur
la rue, aux propriétaires, aux locataires, au commissaire de police ou à la commission; ils devaient s'efforcer d'obtenir que la voie publique
fût arrosée trois fois par jour, et poursuivre
l'exécution des travaux précédemment demandés
dans l'intérêt de la salubrité et qui n'avaient pas
encore été faits. Le 4 avril, ce service était complètement organisé et pratiqué dans tout le quartier avec une exactitude et un ensemble qui se
soutinrent jusqu'à la fin de l'épidémie, et qui
donnèrent pour résultats un entretien parfait de
la voie publique et un assainissement presque
complet de tous les édifices publics et de toutes
les habitations particulières. Ces résultats n'é-
chappèrent pas à M. le ministre du commerce et
des travaux publics, dans une visite qu'il vint
faire, dans les premiers jours d'avril, au bureau
de secours de Saint-Sulpice, et qui lui donna occasion de traverser une partie du quartier où il
vit de ses yeux l'effet de cette surveillance sanitaire. Il s'enquit des moyens à l'aide desquels
elle avait été instituée, demanda une copie de
l'instruction, y donna une approbation complète
et annonça qu'il allait ordonner de la faire

exécuter dans tout Paris. Effectivement , le 19 avril, cet ordre fut transmis par le préfet de police aux douze mairies, dans les termes les plus honorables pour la Commission du Luxembourg.

Ainsi, de bonne heure, et plusieurs jours avant que l'épidémie ne sévît dans sa plus grande force, tous les moyens d'en atténuer les affreux ravages étaient prêts et déjà mis en œuvre, le service médical qui devait en combattre les effets, et le service sanitaire qui devait en détruire les principales causes, l'un et l'autre parfaitement distincts, quoique concourant au même but. Quant au service de charité que réclamait également la circonstance, la Commission comprit sur-le-champ qu'il fallait l'abandonner entièrement au bureau de bienfaisance, admirable institution qui répartit ses secours entre les pauvres avec une connaissance du personnel, une économie et une entente qu'elle seule peut posséder au même degré. Nos médecins et nos notables-surveillans, au lieu d'être les rivaux de ses administrateurs, se contentèrent d'être leurs auxiliaires. Leurs instructions portaient qu'ils dénonceraient à ce bureau tous les cas d'indigence qu'ils découvriraient dans leurs visites; c'était l'unique moyen d'arriver à ce que les besoins du malheureux fussent connus et mis à portée d'être se-

courus, en évitant de bien fâcheux doubles emplois; on peut sans trop d'inconvéniens répar-
tir inégalement les jouissances du riche, mais le
pain du pauvre, c'est cruauté, car ce qui ferait
l'abondance de l'un serait souvent la mort de
l'autre.

Le bureau de secours, ouvert le 31 mars, n'a
été fermé que le 12 mai, à minuit, et est ainsi
resté en activité durant 43 jours. Pendant tout
ce temps, les visites et les consultations médicales écrites, se sont élevées, d'après le dépouille-
ment des rapports journaliers, à 3752. Mais ce
chiffre ne représente pas encore la totalité de celles qui ont été faites; bien souvent, il est arrivé
qu'elles n'ont pas été mentionnées, soit par oubli, soit parce que le temps manquait, dans les
momens de presse. On ne comprend pas non
plus dans ce nombre les consultations verbales
données dans le bureau même à des gens légèrement indisposés. Ce ne serait rien exagérer que de porter à 4500 toutes les visites et
consultations tant écrites que verbales des médecins et élèves du bureau, pendant le temps de
leur service. Mais à cette somme énorme de travaux ne s'est pas encore bornée leur tâche: hors
du temps de leur service, ils s'étaient imposé la
règle à laquelle ils sont demeurés fidèles, de continuer à donner leurs soins aux malades indigens

pour lesquels ils avaient été appelés pendant qu'ils étaient au bureau. Bientôt même, une foule de malheureux qui avaient été témoins de leur dévoûment pour d'autres malheureux leurs parens ou leurs voisins, les faisaient directement demander chez eux, au lieu d'envoyer au bureau, et c'est de la sorte que le nombre des demandes de secours y diminua d'abord, sans que le nombre des malades diminua proportionnellement autant dans le quartier. Ce n'est pas tout encore, et durant une quinzaine de jours que l'épidémie sévit avec plus de rigueur, bien souvent des médecins et élèves, hors de leur tour de rôle, vinrent seconder ceux qui étaient de service, et chaque fois que, dans les courses de leur clientelle particulière, ils passaient dans le voisinage du bureau, ils ne manquaient jamais d'y entrer et de se charger de toutes les visites qui auraient pu se trouver en retard. C'est ainsi, c'est grâce à ce zèle admirable que le service du bureau de Saint-Sulpice ne fut pas une seule minute en souffrance, alors même que le nombre des demandes de secours s'élevait à 3119 en 18 jours et jusqu'à 330 en 24 heures, et que dans un quartier qui s'étend depuis le carrefour de l'Odéon jusqu'à 4 barrières différentes, 4500 malades indigens, comme nous l'établirons plus tard, parmi lesquels 1500 étaient atteints de choléras intenses, purent être traités à domicile et plus promptement secourus que les riches. (1)

(1) Nous ne voulons pas tarder plus long-temps à faire connaître les noms des médecins, pharmaciens et élèves qui ont fait, en tout ou en partie, le service au bureau de Saint-Sulpice, du 31 mars au 12 mai; les voici dans l'ordre alphabétique :

Médecins.

MM. Adelon, Bonis, Brasseur, Chardel, Cuvelier, Demay, Denis, Douglas, Duchesne, Dumas, Fizeau, Fournier, Hatin, Hoffmann, Horner, Joubert, Laurent-Cerise, Laval, Lecoq, Lenormand, Maisonnable, Masson, Mélanville, Montanari, Nolette, Pacthod neveu, Pavet de Courteille, Petit, Simond, Tacheron, Vannier, Verpillat, Vignardonne.

Pharmaciens.

MM. Blondeau, Clarion, Dubuisson, Guesde, Jutier, Moneuse.

Elèves internes.

MM. Latour, Rigaud, Trésières.

Elèves externes, ayant fait le service de médecins.

MM. Andry, Bonnaire, Buchholtz, Cabrol, Carteron, Combes-Monmédan, Délanoix, Ducos, Dumesnil, Duvard, Garnier, Lemaoûst, Potron, Sagette, Veyssière.

Elèves externes.

MM. Barbe, Barby, Bonneville, Bosrieux, Branzeau, Carteron, Courtain, Darrigade, de la Fleurière, Derouet-Boissière, Destouches, Faisan, Finot, Froment, Galopin, Gauthier, Glasson, Godot, Gronnier, Guesnard, Halbout, Herbin, Hubin, Lafaille, Lagandré, Laignelée, Lannelongue, Lepecq, Lesaulnier, Meurice, Nabonne, Prempain, Rendu, Robert, Robin, Rousseau, Saulny, Vauthier, Viton, Voyet.

Ont été forcés de suspendre leur service sans pouvoir le reprendre,

EN RÉSUMÉ,

Des soins donnés à 45oo malades, et à 15oo cas graves, 225o visites, et 225o consultations

1° Pour cause de maladie,

MM. les médecins Adelon, Denis, Douglas, Hoffmann, Masson, Simoud;

Et MM. les élèves Barby, Carteron, Faisan, Potton, Rousseau, Veyssière.

2° Pour cause de départ,

MM. les médecins Maisonnable et Mélanville;

Et MM. les élèves Bosrieux, Darrigade, de la Fleurière, Delanoix, Derouet-Boissière, Galopin, Hubin, Lagandré, Laignelée, Lepecq, Lesaulnier, Meurice, Voyet.

3° Parce qu'ils ont été chargés d'un autre service,

MM. les médecins Joubert et Pavet de Courteille;

Et MM. les élèves Garnier, Rendu, Robin.

M. le docteur Adelon s'était fait inscrire pour le service du bureau de secours, quoiqu'il fût professeur à l'Ecole de médecine, et M. le docteur Denis, quoique médecin en chef du dispensaire et membre de la Commission sanitaire du Luxembourg; ils avaient même déjà commencé ce service qu'un choléra intense les a forcés l'un et l'autre d'interrompre.

MM. les médecins Cuvelier, Dumas, Hatin, Hébher, Laval, Maisonnable, Pacthod neveu, et MM. Jutier et Moneuse, pharmaciens, ont fait le service du bureau, après s'être acquittés de celui de notables-surveillans.

MM. les docteurs Fournier, Nolette, Tacheron, Vignardonne, et M. Blondeau, pharmacien, ont réuni au service du bureau celui de membres de la Commission sanitaire; MM. Fournier et Tacheron y joignaient en outre celui de la vérification légale des décès, et M. Vignardonne, celui du dispensaire.

MM. les médecins Cuvelier, Duchesne, Hatin, Lecoq, quoique mala-

durant le service, un grand nombre d'autres encore en dehors mais par suite du service, 43 jours et 43 nuits pendant lesquelles pas un pauvre ne resta sans accueil, ni sa maladie sans secours, voilà la somme des travaux du bureau de Saint-Sulpice;

Plus de 200 rapports, plus de 900 bulletins de visites sanitaires, plus de 400 lettres à des propriétaires, des démarches sans nombre, près de 400 maisons et presque tous les établissemens publics réparés et assainis, plus de 800 causes d'insalubrité générales et particulières disparues,

des n'ont pas interrompu leur service, ou bien l'ont repris, quoique à peine convalescens; il en a été de même de MM. les élèves Branzeau, Buchholtz, Glasson, Cronnier, Halbout, Latour, Nabonne, Rigaud, Robert.

MM. les docteurs Douglas, anglais, médecin extraordinaire du roi d'Angleterre, et Montanari, réfugié Italien, ont servi avec un zèle aussi actif que les médecins nationaux. M. Montanari, ainsi que M. Brasseur, médecin français, revenu de Pologne, où il avait été envoyé par le comité Polonais, ont constamment fait, sur leur demande instante, un service plus fréquent que celui du tour de rôle.

M. Latour, élève interne, après s'être acquitté, ainsi que ses deux collègues, MM. Rigaud et Trésières, avec une assiduité et un dévoûment au-dessus de tout éloge, de ses pénibles fonctions, a fait l'abandon de son traitement moitié aux cholériques indigens, moitié aux orphelins de cholériques.

Bon nombre de fois il est arrivé que des médecins et élèves, de service, n'ont consenti à accepter des honoraires de personnes aisées qui les avaient envoyé chercher au bureau, que pour les verser aussitôt à la mairie, au profit des cholériques indigens.

4.

la voie publique pavée sur plusieurs points, ni-
velée sur plusieurs autres, la voirie des Fourneaux supprimée, le ruisseau de la mare du
Luxembourg désinfecté d'abord pour bientôt
après cesser d'être, la construction d'un grand
égoût, la création d'un nouveau corps-de-garde,
une active correspondance, des vues nombreuses émises sur toutes sortes de sujets de sa com-
pétence, une exacte surveillance sanitaire exer-
cée chaque jour dans les rues et dans les maisons pendant l'épidémie, l'organisation enfin et
la direction du bureau de secours, voilà l'ensemble des travaux de la Commission sanitaire du
quartier du Luxembourg, et des résultats qui
les ont déjà suivis.

Quelque immense que fût sa tache, elle devint
facile par la bonne volonté des administrés, par
l'appui de l'autorité, par le concours d'une foule
de bons citoyens.

Les administrés comprirent de suite que la
Commission n'agissait que dans l'intérêt général;
ils lui en surent gré, l'accueillirent, et quand elle
demanda à plus d'un des sacrifices que les circonstances rendaient onéreux, presque tous ces
sacrifices furent accomplis par la seule voie de
la persuasion.

Si l'autorité n'accorda qu'une partie des demandes qui lui furent faites, tout ce qu'elle con-

céda du moins montre assez que son impuis-
sance seule rendit stériles quelques-unes de
ses bonnes dispositions. En général, dans certaines parties trop compliquées de notre administration, le vice est dans les choses plus que dans
les personnes ; nous avons trouvé celles-ci zélées,
actives, intelligentes (1); à leur tête, le ministre
du commerce multipliait sa présence dans les hôpitaux et dans les bureaux de secours, animant
chacun à bien faire par son exemple; l'atteinte
de choléra qui enchaîna tout-à-coup ses pas
presqu'au début de l'épidémie, fut un malheur
public.

92 Citoyens notables ont secondé la Commission dans le service sanitaire; 33 médecins, 6
pharmaciens et 58 élèves ont pris part au service
médical du bureau de secours.

Ces notables ont exercé des fonctions modestes et pénibles dans lesquelles pouvait seul les
soutenir le sentiment intérieur de leur bonne
œuvre; ils y ont apporté un esprit conciliateur,
une puissance de persuasion et une persistance
les plus propres à triompher des obstacles et à
produire le bien. On concevra quel immense service ils ont rendu par la masse énorme d'insalu-

(1) Nous n'avons pas encore eu sujet de nommer M. Caprou, agent-
comptable du bureau de secours; c'est ici l'occasion de dire qu'il s'est
acquitté de ses fonctions délicates de la manière la plus honorable.

brité qu'ils ont fait disparaître, si l'on songe combien, en se combinant avec le choléra-morbus, cette insalubrité se fût montrée meurtrière. Leur office n'a pas même été sans danger, puisqu'elle les mettait sans cesse en contact avec tous les foyers d'infection; trois sont morts durant l'épidémie; c'est le quadruple de la proportion que comportaient leur nombre, leur âge et la classe de la société à laquelle ils appartenaient; il est douloureux de penser que peut-être quelqu'un d'entre eux aura puisé dans l'exercice de ses fonctions le germe du mal qui l'a tué. Tous ont bien mérité de leurs concitoyens; la Commission, reconnaissante de leur coopération, s'estime heureuse de le proclamer.

Les médecins et les élèves français ont honoré leur profession, leur pays et la nature humaine. A peine la maladie, précédée de sa formidable renommée, nous envahissait, ils couraient au-devant d'elle, sans crainte et comme à l'envi, excités par la soif de savoir, dans l'espérance d'être utiles. Tant qu'a sévi sa plus grande rigueur, on les a vus jour et nuit en exercice, porter l'amour de l'humanité jusqu'à la passion, l'oubli d'eux-mêmes jusqu'à la vertu, et leur labeur jusqu'à l'héroïsme. Si ce n'était les outrager que de réduire froidement à sa valeur vénale tout ce qu'ils ont dépensé de temps, de fatigue, de santé et de noble chaleur, on découvrirait avec admiration à quel énorme tribut ils se sont eux-mêmes imposés. Dans ces terribles momens, ils étaient comme la providence, tous les hommes étaient égaux devant eux; ils avaient hâte d'aller non pas vers le plus riche, mais vers le plus souffrant, ou si leur cœur, dans le secret, avait quelque préférence, comme la providence encore, c'était vers le pauvre qu'il inclinait, par une juste compensation de toutes ses misères. De telles actions n'appartiennent pas seulement aux hommes généreux qui en sont les auteurs; elles sont une instruction publique, une gloire nationale que des palmes civiques doivent signaler aux contemporains, qu'un long souvenir doit transmettre aux générations futures. Cette noble France, déjà toute couverte de trophées guerriers, de monumens élevés aux sciences, aux lettres, aux arts, attend que quelque monument aussi, ne fût-il qu'une table d'airain, qu'une simple pierre, s'érige aujourd'hui en l'honneur des vertus modestes qui s'inspirent à l'amour des hommes.

[illegible]

DEUXIÈME PARTIE.

DOCUMENS STATISTIQUES

SUR LES RAVAGES

QUE LE CHOLÉRA - MORBUS A EXERCÉS DANS LE QUARTIER
DU LUXEMBOURG.

Ce ne serait pas comprendre notre sujet, si,
après avoir exposé les travaux de la Commission sanitaire et du bureau de secours du quartier
du Luxembourg, nous n'entreprenions pas de
tracer l'historique de l'épidémie dans ce même
quartier.

Nous n'avons pas l'honneur d'appartenir au
corps médical; aussi n'avons-nous prétendu faire

un traité ni de pathologie ni de thérapeutique du choléra-morbus.

Nous n'avons voulu qu'en donner la statistique, c'est-à-dire, rassembler tous les faits qui s'y rapportent, et les ranger dans un ordre méthodique, ce que nous permettait d'accomplir la position où nous étions placés.

Si ce travail était fait d'une manière convenable, nous avions l'espoir que les résultats qui en ressortiraient, ne seraient pas seulement purement arithmétiques, mais encore de nature à servir la science, l'administration et les particuliers. Car la statistique, pour ne se baser que sur les faits, n'en est pas moins essentiellement intelligente; après les avoir discutés mûrement, tout l'art consiste à les bien classer; si vous y avez réussi, vous les entendez, pour ainsi dire, qui prennent la parole d'eux-mêmes, et proclament des vérités essentielles, souvent ignorées ou méconnues.

Nous n'osons pas nous flatter que tel soit le résultat de notre statistique; mais nous pouvons nous rendre ce témoignage que nous y avons travaillé avec une bonne foi entière. Étranger à toute connaissance médicale, à tout préjugé, à tout système, nous marchions les yeux fermés, guidés par les faits seuls, vers un but inconnu et je dirai même indifférent. Peut-être jugera-t-on que cette disposition était la plus favorable pour arriver à la vérité.

Les faits que nous avons recueillis se rapportent aux malades et aux décès.

Occupons-nous d'abord des premiers.

DOCUMENS STATISTIQUES

RELATIFS AUX MALADES.

Pour découvrir quels et combien avaient été malades, à quel temps et à quel degré ils l'avaient été, peut-être eût-il été nécessaire d'aller de porte en porte prendre ces informations; mais outre qu'un pareil labeur eût été impraticable dans un quartier aussi étendu que celui du Luxembourg, et aussi maltraité par le choléra, il n'eût donné que des résultats fautifs, car à chaque porte on aurait trouvé l'erreur, l'oubli et l'intérêt privé en disposition de cacher le mal.

Afin d'avoir ces renseignemens impossibles à obtenir de la sorte, nous les avons demandés aux registres et aux rapports de chaque jour, où ils étaient consignés quoique incomplètement, surtout dans le temps de la plus grande intensité de l'épidémie, et à l'aide de ceux que nous y avons trouvés, nous avons tâché, par analogie, de suppléer ceux qui n'y étaient pas; de cette

manière, nous croyons avoir obtenu les documens le plus exacts possible.

Ces documens nous ont fourni le moyen de
fixer les diverses périodes de l'épidémie, de trouver le nombre des malades, de connaître dans
quelles classes ils ont été plus nombreux, de cal-
culer l'intensité du mal et de déterminer quelques-unes de ses particularités.

PÉRIODES DE LA MALADIE.

A en juger d'après la manière dont se sont
réparties les visites et consultations mentionnées
aux rapports de chaque jour, pendant l'existence
du bureau, l'envahissement de l'épidémie fut extrêmement prompt, puisqu'en trois jours, du 31
mars au 2 avril, elles s'élevèrent de 10 à 80.
Cette première période en compte 160. (1)

Celle de sa plus grande intensité, beaucoup plus
prolongée, en contient 3119; elle dura 18 jours,
du 3 au 20 avril, pendant lesquels il n'arriva que
trois fois que le nombre des secours délivrés restât au-dessous de 100; sept fois il dépassa 100,
sept fois 200; une fois, du 9 au 10 avril, il s'é-

---

(1) Voyez à la fin le tableau n° I, indiquant jour par jour le nombre
des visites, consultations, cas graves, ordonnances de médicamens gratuits, et décès à domicile et aux hôpitaux, du sexe masculin et du sexe
féminin, de la classe au-dessus du besoin et de la classe nécessiteuse.

leva jusqu'à 330; la veille, il avait été de 235; le lendemain, il était encore de 280.

La période de sa décroissance fut plus lente que les deux premières; elle renferme 22 jours du 21 avril au 12 mai, jour de la fermeture du bureau (1); pendant ce temps, on compte 473 visites ou consultations qui ne dépassèrent qu'une fois 60, une fois 50, une fois 40, une fois 30, et tombèrent successivement jusqu'à 2, le 11 mai, après être descendues quatre fois au-dessous de 10.

L'inspection du tableau de la mortalité donne approchant la même durée aux trois phases de la maladie, et des résultats à-peu-près proportionnels à chacune d'elles. Dans la première, 3 jours et 2 morts; dans la deuxième, 18 jours et 336 morts; dans la troisième, 22 jours et 68 morts. Pendant la durée de la deuxième période, le nombre des décès dépassa sept fois 10, cinq fois 20, les 7, 8, 9, 13 et 14 avril, et trois fois

(1) Nous n'avons pas besoin de dire que le choléra dure encore au jour où nous écrivons, 31 juillet, et que même il s'est signalé déjà par deux périodes de récrudescence bien marquées; mais nous avons limité notre travail au jour de la fermeture du bureau, parce que, à partir de cette époque, nous n'avons plus eu à notre disposition tous les documens certains qu'y mettait son administration. Au reste, c'est pendant son existence que le choléra est surtout intéressant à étudier, car c'est pendant ce temps qu'il est né, qu'il a vécu dans toute sa force, et qu'il a commencé à s'affaiblir sensiblement.

3o., les 10, 11 et 12; le 10, il s'éleva à 33, son maximum. Durant la troisième période, il monta une seule fois à 11, une seule à 10, deux fois il descendit à 2, sept fois à 1, et trois fois à 0, les 4, 8 et 12 mai.

NOMBRE DES MALADES.

Nous avons vu qu'on pouvait sans exagération porter le nombre des secours à 4500. Ce nombre ne dénote pas exactement celui des malades, car d'une part, il doit être diminué de quelques doubles emplois provenant de ce que le même malade peut avoir reçu plus d'une visite ou obtenu plus d'une consultation enregistrée; et d'une autre part, il doit être augmenté de tous les malades pour lesquels il n'a pas été nécessaire de venir chercher du secours au bureau, à savoir presque tous ceux qui étaient dans une position au-dessus du besoin et la plus grande partie de leurs domestiques. Il est difficile d'évaluer ce nombre à moins de 2000 ou 2500, ce qui donne un total approximatif de 6500 à 7000 malades. Bien entendu que nous ne comprenons pas dans ce nombre tous ceux qui n'ont pas ressenti d'autre prodrôme qu'une plus grande disposition à se laisser gagner par la lassitude, cette prostration des forces paraissant avoir été un symptôme général dans la population, effet de l'influence épidémique sous laquelle elle était placée.

Les renseignemens pris auprès des médecins et des pharmaciens du quartier confirment ce nombre de 65oo à 7ooo malades au moins, et par conséquent d'environ un tiers de la population qui est de 20862 âmes.

INTENSITÉ DE LA MALADIE.

Tous ces malades ne l'ont pas été également, et peut-être n'est-il pas impossible d'indiquer combien l'ont été d'une manière grave et combien ne l'ont été que légèrement. Ainsi sur les 45oo secours donnés par le bureau, on peut conjecturer qu'un tiers l'ont été à des malades parvenus au troisième degré, ou déjà bien avancés dans le deuxième, et les deux autres tiers à des personnes qui n'avaient encore éprouvé pour la plupart que les symptômes du premier degré. C'est ce que se sont généralement accordés à dire les médecins; c'est ce que confirment le chiffre des visites et celui des cas graves enregistrés et signalés chaque jour au préfet de police. En général, les visites ont eu lieu chez des malades sérieusement atteints; elles se sont élevées à 2096; si on en défalque 5 à 6oo pour doubles emplois ou cas moins graves, on arrivera à 1500 cholériques du deuxième ou du troisième degré. D'un autre côté, le registre des cas graves dénoncés en porte le nombre à 872 ; il convient d'abord de le réduire à environ 800, parce qu'il y en a eu nécessairement un certain nombre d'inscrits qui n'auraient pas dû l'être, à cause de leur peu de gravité ; et ensuite de l'élever à 1500 au moins, parce que beaucoup n'ont pas été enregistrés par oubli, et qu'un bien plus grand nombre encore n'ont pas pu l'être, le temps physique ayant manqué pour le faire, dans les jours où l'affluence a été le plus considérable au bureau. Ainsi tout se réunit pour faire croire que le tiers des malades qui ont été secourus par lui, étaient gravement affectés, et comme il n'y a pas de raison pour ne pas appliquer la même proportion aux autres malades du quartier, on est fondé à penser qu'un tiers à-peu-près de ses cholériques l'ont été sérieusement. Nous avons vu qu'il y avait eu en tout de 6500 à 7000 personnes atteintes, c'est donc environ 2200 à 2300 cas graves qu'il faudrait admettre, savoir 1500 pour les malades du bureau et 7 à 800 pour les autres.

CLASSES ATTEINTES.

Sur ces 6500 à 7000 malades, on ne peut pas en attribuer moins de 4000 à 4500 à la classe pauvre. Ce qui l'indique, c'est d'abord le nombre des secours délivrés par le bureau, 4500, et qui l'ont été pour la plus grande partie à des malades appartenant à cette classe. C'est ensuite le nombre des ordonnances de médicamens gratuits exécutées chez les pharmaciens du quartier, et qui se sont élevées à 2040; ce nombre, il est vrai, est loin de 4000 à 4500, et doit même encore être diminué de plusieurs doubles emplois résultant de ce que plus d'une ordonnance a pu être quelquefois prescrite au même malade. Mais on arrivera sans peine à 4000 ou 4500, si on y ajoute, 1° les doubles emplois de malades auxquels la même ordonnance a souvent servi; 2° tous les indigens qui ont été transportés et soignés aux hôpitaux; 3° tous ceux qui l'ont été au bureau même; 4° tous ceux qui se sont adressés pour faire exécuter leurs ordonnances à des pharmaciens des quartiers voisins; 5° tous ceux auxquels des prescriptions médicales tellement simples ont été ordonnées, qu'ils ont pu, malgré leur peu d'aisance, les payer chez le pharmacien, l'herboriste et l'épicier, ou même les exécuter chez eux; 6° tous ceux enfin, et en grand nombre, pour lesquels ont suffi quelques bons conseils sur leur hygiène, quelques paroles de consolation et d'encouragement.

Le chiffre des habitans du quartier est de 20862. Sur ce nombre les états du bureau de charité attestent que 7532, c'est-à-dire plus du tiers, sont inscrits à l'indigence et prennent part à ses distributions ordinaires, ou sont dans un état voisin de l'indigence et participent à ses distributions extraordinaires. La classe pauvre montant à 7532 personnes a eu environ 4000 à 4500 malades, par conséquent plus de la moitié de son nombre. La classe qui vit dans l'aisance ou au moins dans un état au-dessus du besoin, montant à 1330 personnes n'en a compté que 2000 à 2500, c'est-à-dire, environ la sixième partie. La première a donc au moins trois fois plus souffert que la seconde.

QUELQUES PARTICULARITÉS DE L'ÉPIDÉMIE.

Du reste, outre les observations précédentes que nous a suggérées le tableau des secours accordés, il en résulte encore, ainsi que des remarques consignées aux rapports journaliers, ce double fait, qu'un accroissement sensible dans la maladie se faisait ordinairement apercevoir quand la rigueur de la température devenait plus grande (1), ou bien dans les jours qui

(1) Il a été constaté à l'époque des récrudescences qui ont eu lieu en juin et juillet que la mortalité augmentait quand la chaleur au contraire

suivaient les orgies auxquelles la classe ouvrière a la funeste habitude de se livrer le dimanche et le lundi. Nous avons aussi pu facilement noter cet autre fait, que dans les premiers temps et au plus fort de l'épidémie, le nombre des malades comparé à celui des décès était bien plus considérable que dans la période de décroissance. Cette circonstance remarquable s'explique par la fâcheuse influence morale qu'exerçait sur les imaginations un fléau redoutable, long-temps annoncé et encore inconnu dans ses causes et dans ses effets. L'effroi se peignait en effet sur les traits, dans l'attitude et dans les discours de la foule qui affluait au bureau; plus tard les esprits se calmèrent, l'effroi disparut, et la proportion des malades aux décès diminua notablement. La conclusion à tirer de ce fait et des deux précédens, c'est qu'un moral sans énergie et facile à s'abattre est, ainsi que le sont les excès et la rigueur de la température, une cause prédisposante au choléra-morbus.

était plus forte; on pourrait conclure de ces deux faits opposés que de trop grandes variations dans la température sont une cause générale qui prédispose au choléra.

DOCUMENS STATISTIQUES

RELATIFS AUX DÉCÈS.

La plupart des considérations qui vont suivre reposent sur des bases officielles, à savoir, les vérifications légales des décès, les registres des hôpitaux, le recensement de la population fait en 1831, les contrôles des contributions directes et ceux du bureau de bienfaisance.

Nous avons ajouté à tous ces documens principaux, pour les vérifier, les corriger et les compléter, une foule de renseignemens particuliers que nous avons été à même de recueillir par nous-mêmes ou par l'obligeance de personnes zélées, en position de bien connaître. (1)

Nous nous sommes surtout aidés d'un catalogue complet des décès, tant à domicile qu'aux hôpitaux, mis à notre disposition par M. le docteur Tacheron, chargé de leur vérification, et dans lequel, en regard de chaque nom, outre les circonstances relatées ordinairement dans les bulletins, il avait consigné des observations sur l'aisance ou la pauvreté, les habitudes hygiéni-

---

(1) Nous sommes heureux de citer entre autres MM. Prunier-Quatre-mère, commissaire de police du quartier du Luxembourg, et Pelletier, agent du bureau de charité du XIe arrondissement.

ques et les circonstances qui avaient précédé la mort de chaque décédé, observations faites sur les lieux mêmes, ou puisées dans une connaissance exacte du personnel du quartier.

Ce catalogue qui lui avait coûté beaucoup de démarches et de soins, était ainsi devenu un immense répertoire de faits dont nous nous sommes emparés pour les joindre à tous ceux qui étaient déjà en notre possession.

Nous avons classé les uns et les autres de toutes les manières que nous avons cru les plus propres à nous faire apercevoir sous quelque aspect nouveau la question de la mortalité du choléra, et c'est ainsi que nous l'avons envisagée dans ses rapports avec la population et les sexes, avec les âges, avec l'invasion de la maladie, avec les affections morbides préexistantes, avec l'intempérance ou la sobriété, avec la durée de la maladie, avec le nombre des décès à domicile comparé à celui des décès aux hôpitaux, avec les professions, avec les degrés d'élévation des habitations, avec la direction des rues, avec la salubrité et l'insalubrité, avec l'aisance et l'indigence, et enfin avec la contagion et l'infection.

POPULATION ET SEXES.

Le quartier du Luxembourg a une population

totale de 20862 personnes, savoir : 10436 appartenant au sexe masculin, et 10426 au sexe féminin.

Les décès s'y sont élevés à 406, savoir 176 du sexe masculin, et 230 du sexe féminin.

La mortalité a donc été chez les hommes environ de 1 sur 59, et chez les femmes de 1 sur 45.

Elle a été en moyenne de 1 sur 51-52, et dans son rapport des hommes aux femmes, à-peu-près comme 3 est à 4.

Chez celles-ci, elle s'est élevée par conséquent à près d'un quart de plus que chez les hommes; ce qu'il est peut-être permis d'attribuer à la faiblesse de leur constitution, et ce qui autoriserait à considérer cette faiblesse comme une cause prédisposante du choléra.

Cependant il est arrivé que d'abord les hommes ont succombé en plus grand nombre, ainsi que nous le verrons dans l'article qui traite de l'invasion de la maladie, et que ce n'est qu'à partir du 9 avril que la balance de la mortalité a commencé à pencher du côté des femmes.

AGES.

Nous avons dressé un tableau de la mortalité des âges, par périodes de 5 ans en 5 ans (1), et

(1) Voyez à la fin ce tableau n. II.

nous l'avons comparée à la population de chaque âge, fixée sur un nombre de 20862, d'après
les lois de la population en France, telles qu'elles
sont établies chaque année dans l'*Annuaire du
bureau des longitudes.* De cette manière, nous
avons dû trouver les proportions les plus ap-
proximatives de la mortalité avec les différens
âges.

Ce tableau nous offre des différences énormes
entre les diverses périodes de la vie; ainsi de 15
à 20 ans, époque de la plus faible mortalité, elle
descend jusqu'à 1 sur 468, et même les hommes
de cet âge, au nombre de 937, ne comptent pas
un seul décès; de 70 à 75, au contraire, temps
où la mortalité est la plus forte, elle monte en
moyenne jusqu'à 1 sur 7-8, et même pour les
femmes jusqu'à 1 sur 6.

Depuis la naissance jusqu'à 20 ans, la mortalité s'abaisse;

Depuis 20 ans jusqu'à 80 ans, elle s'élève; (1)

Depuis 80 jusqu'à 90 ans et au-dessus, elle
semble de nouveau fléchir; mais ici le chiffre

(1) Cette gradation continuelle n'est contrariée qu'une seule fois à
l'âge de 30 à 35 ans, où la mortalité, après être tout-à-coup montée de 1
sur 110 (proportion de la période de 25 à 30) à 1 sur 43, redescend
dans la période suivante, à 1 sur 54. Nous ne connaissons aucune expli-
cation satisfaisante de ce fait qui a également lieu pour les deux sexes,
dans une proportion plus forte chez les hommes, moins forte chez les
femmes.

de la population a trop peu d'importance, pour qu'on en puisse rien conclure de démonstratif.

Dans la période où la mortalité diminue de 5 années en 5 années, depuis la naissance jusqu'à 20 ans, on remarque que la première enfance jusqu'à 5 ans, paie à la mort un tribut hors de toute proportion (1 sur 68), avec les trois périodes suivantes, depuis 5 jusqu'à vingt ans (1 sur 205, 196, 468). Cette énormité ne peut être attribuée qu'à la faiblesse de l'âge, au moment où la vie commence.

Cette même faiblesse, au moment où elle décline, amène encore un résultat analogue, puisque la mortalité augmente d'année en année, à partir surtout de 55 ans.

Cette destinée des deux extrémités de l'existence, de celle où la force vitale vient de naître, et de celle où elle va s'éteignant de jour en jour, n'indique-t-elle pas que la faiblesse de l'âge, comme celle du sexe féminin, constitue une prédisposition au choléra?

D'une autre part, ne semble-t-il pas que le sommeil des passions est aussi une cause puissante de cet abaissement de la mortalité cholérique dans les vingt premières années, comme leur action en est une de son élévation progressive dans le reste de la vie, puisque nous voyons, 1° qu'elle diminue, tant que les passions dor-

ment, et à mesure que la force vitale s'accroît,
jusqu'à 20 ans; 2° qu'elle commence à augmen-
ter au temps où les passions s'éveillent chez
l'homme, et bien qu'il soit dans toute la force de
l'âge, jusqu'à 55 ans; 3° qu'elle s'élève de plus
en plus à l'époque ou notre vigueur décroissant
chaque jour, laisse le champ libre aux ravages
causés par les passions encore vivantes ou même
déjà mortes?

INVASION DE LA MALADIE.

Nous avons vu plus haut, en traitant des périodes de la maladie, que celle de l'invasion, qui
n'avait compris que 3 jours, du 31 mars au
2 avril, avait été extrêmement prompte.

Jusqu'au 8 avril, le nombre des décès des
hommes a été à celui des femmes comme 5 est à
4; depuis le 9 jusqu'à la fin, il a été, par une proportion contraire, comme 2 est à 3. (1)

Jusqu'au 15 avril, les décès de la classe nécessiteuse ont été à ceux de la classe qui est au-
dessus du besoin, dans le rapport de 1 à 2; depuis le 15 jusqu'à la clôture du bureau, ce rapport n'a plus été que de 6 à 7 1/2. (2)

Ainsi, les décès des hommes auraient été d'a-

(1) Voyez à la fin le tableau n. I.
(2) Voyez à la fin le tableau n. III.

bord plus nombreux que ceux des femmes, et la classe nécessiteuse qui a constamment plus souffert que la classe au-dessus du besoin, aurait surtout été plus maltraitée qu'elle dans les premiers temps.

Cependant, ainsi que nous le verrons dans l'article qui traite de la durée de la maladie et dans le tableau qui y fait suite, les décès subits ou presque subits se sont toujours maintenus àpeu-près dans un rapport égal entre ces deux classes, et entre les hommes et les femmes.

Ce tableau nous apprendra dans quelle effrayante proportion se sont rencontrés ces décès, puisque près des $5/8^e$ des malades ont été tués dans les 24 ou 30 premières heures. Il nous découvrira encore que les périodes de la maladie où les morts ont été le plus nombreuses, sont en même temps celles où elles ont été le plus rapides.

Pour compléter les faits statistiques qui se rapportent au mode d'invasion de la maladie, nous avons cherché à quelle heure du jour ou de la nuit elle avait de préférence commencé.

Nous avons pu constater cette circonstance pour 300 décès qui se partagent de la manière suivante :

Midi.	12	Minuit.	3
1 heure après midi. . . .	6	1 heure du matin. . . .	28
2 . . *Id.*	13	2 . . *Id.*	10
3 . . *Id.*	15	3 . . *Id.*	14
4 . . *Id.*	11	4 . . *Id.*	10
5 . . *Id.*	10	5 . . *Id.*	6
6 heures du soir. . . .	11	6 . . *Id.*	8
7 . . *Id.*	7	7 . . *Id.*	15
8 . . *Id.*	9	8 . . *Id.*	9
9 . . *Id.*	15	9 . . *Id.*	12
10 . *Id.*	9	10 . . *Id.*	32
11 . *Id.*	24	11 . *Id.*	11

Si nous additionnons les décès du jour et ceux de la nuit, en mesurant l'un de 7 heures du matin à 7 heures du soir, et l'autre de 7 heures du soir à 7 heures du matin, selon leur durée, à tous deux, à l'époque du mois d'avril, nous trouverons pour le premier 157 décès, pour la seconde 143.

En partageant les 24 heures en quatre parties égales de 6 heures, *le matin* de 4 à 10 heures, *le milieu du jour* de 10 à 4, *le soir* de 4 à 10, *le milieu de la nuit* de 10 heures du soir à 4 heures du matin, on arrive à 60 décès pour le matin, 88 pour le milieu du jour, 62 pour le soir, 90 pour le milieu de la nuit.

Nous avouons n'avoir trouvé rien d'instructif à conclure de ces divers faits, sinon que l'opinion qui supposait que la plupart des invasions commençaient vers la fin de la nuit, était complètement erronée.

Sur 406 cholériques dont le docteur Tacheron a vérifié les décès, il est parvenu à constater pour 308 leur état de santé bon ou mauvais, antérieurement à l'invasion apparente du choléra-morbus.

111 étaient dans l'habitude de se livrer à des excès, et éprouvaient dans leur santé les dérangemens qui en sont les suites ordinaires; ceux-là, nous nous en occuperons plus particulièrement dans l'article suivant.

1 femme était enceinte de 5 mois;

2 autres venaient d'accoucher d'enfans morts-nés (1);

(1) Aux trois cas de décès de femmes grosses ou en couches, ici relatés, il faut enjoindre un quatrième qui a eu lieu dans les récrudescences; à ces quatre cas apparens il convient d'en ajouter encore 2 ou 3 qui sont ceux où la grossesse n'a pas été constatée, parce qu'elle n'était pas apparente; c'est donc en tout 6 à 7 femmes grosses ou en couches qui sont décédées; or comme il naît environ 650 enfans par an, dans le quartier du Luxembourg, il en résulte qu'on peut toujours y compter à-peu-près 500 femmes enceintes en même temps, ce qui donne une mortalité de 1 sur 77, qui est juste celle des femmes à l'âge de la gestation. D'où l'on pourrait conclure que la grossesse est un fait indifférent dans la question de la mortalité du choléra. Peut-être cependant ce problème, pour être ainsi résolu, aurait-il besoin de reposer sur des chiffres plus élevés.

116 décédés étaient atteints de diverses maladies plus ou moins graves;

40 étaient dans un état valétudinaire et avaient la constitution affaiblie;

38 seulement paraissaient être bien constitués, jouir d'une bonne santé et vivre régulièrement.

Sur les décès de ces 38 derniers, 33 pourraient s'expliquer par la misère, l'insalubrité de la rue ou du logement, la faiblesse de l'enfance ou de la vieillesse et des chagrins domestiques.

Les maladies dont étaient affectés 116 décédés se partageaient de la manière suivante :

Maladies de la peau. — Dartres.	2
Maladies des os. —Colonne vertébrale. ..	2
Fièvres cérébrales.	14
Lésions organiques du cerveau.—Apoplexies	4
Inflammations des poumons. — Catarrhes pulmonaires.	14
Lésions organiques de la poitrine.—Asthmes	6
Phthisies pulmonaires.	3
Lésions organiques de la vessie.	2
Lésion organique de la matrice.	1
Lésions organiques du foie.	2
Gastrites et entérites.	39
Diarrhées.	27
	116

Si nous n'énonçons ici que 27 diarrhées, c'est

qu'elle n'est qu'un symptôme dont nous n'avons dû parler que quand la cause qui le produisait n'a pas pu être signalée. Mais c'est une remarque faite universellement que, dans presque tous les cas, il y avait diarrhée. L'énonciation seule des affections morbides ci-dessus indique suffisamment qu'elle devait exister dans plusieurs de ces affections, comme chez les personnes valétudinaires, intempérantes ou atteintes de gastrites et d'entérites.

Au reste, le grand nombre de décédés affectés de maladie ou tombés dans un état valétudinaire, avant l'invasion de l'épidémie, témoigne que la faiblesse de la constitution, ainsi qu'une maladie préexistante sont des causes prédisposantes du choléra.

INTEMPÉRANCE. — SOBRIÉTÉ.

Nous avons relaté précédemment que, dans les jours qui suivaient les orgies auxquelles les ouvriers s'abandonnent malheureusement le dimanche et le lundi, on remarquait au bureau de secours une augmentation dans le nombre des malades, d'où il était naturel de conclure que les excès prédisposaient au choléra. C'est ce que confirme d'une manière éclatante la statistique des décès.

Sur 308 décédés dont les habitudes hygiéniques ont pu être vérifiées, 111 étaient intempérans et commettaient fréquemment des excès de débauche, de table et surtout de boisson.

Plus d'un tiers des décès de cholériques ont donc pu être provoqués par ces excès.

En regard de ces résultats funestes de l'intempérance, nous pouvons montrer les résultats bienfaisans de la sobriété et d'une bonne hygiène. Dans les communautés, les institutions d'enfans ou d'adultes et les casernes dont la population est soumise, dans sa vie et dans son hygiène à des règles salutaires, la mortalité n'a frappé qu'une personne sur 111. Nous ne faisons ici qu'énoncer ce fait; plus tard, nous l'examinerons en détail, lorsque nous traiterons la question de la salubrité.

DURÉE DE LA MALADIE.

On trouvera à la fin de cet écrit un tableau de la mortalité dans ses rapports avec la durée de la maladie (1). Il sert à montrer 1° combien de décédés, sur 323 dont la maladie a pu être constatée, quant à sa durée, ont été enlevés en 12 heures, combien en 24, combien en 2 jours, 3 jours

(1) Voyez à la fin le tableau n. III.

et ainsi de suite jusqu'à 18 jours, terme le plus long;

2° Le nombre des décès du sexe masculin et de ceux du sexe féminin, celui des personnes au-dessus du besoin, et celui des pauvres dans chacune de ces catégories;

3° Le nombre des décès de chacune de ces catégories, pendant tout le mois d'avril, divisé par périodes de 5 jours en 5 jours.

Nous ne descendrons pas ici dans le détail des résultats qui ressortent de ce tableau; nous n'en indiquerons que les plus généraux, renvoyant, quant aux autres, au tableau lui-même, dont l'inspection suffit pour les faire apercevoir.

Le nombre des personnes enlevées dans un espace de 9 jours à 18 jours, a été d'une sur 18, et par conséquent, pour chacun des jours de cette période, d'un sur 162, en moyenne; en 8 jours 1 sur 54, en 7 jours 1 sur 36, en 6 jours 1 sur 25, en 5 jours 1 sur 29, en 4 jours 1 sur 15, en 3 jours 1 sur 15 1/2, en 2 jours 1 sur 8 3/4, en 24 heures 1 sur 2 1/2, en 12 heures 1 sur 6.

Comme on le voit, il y a eu une période croissante jusqu'à 24 heures, et presque constamment décroissante depuis 1 jusqu'à 18 jours.

On ne découvre pas que l'intensité de la maladie, quant à sa durée, ait altéré d'une manière sensible le rapport des décès des hommes à ceux des femmes; les deux sexes ont donc essuyé chacun à-peu-près proportionnellement au nombre de ses décès, de ces coups subits qui tuaient une foule de malades en moins de 24 et de 12 heures.

Il en a été de même de la classe qui est au-dessus du besoin comparée à celle qui vit dans un état au moins voisin de l'indigence.

Mais il y a une différence considérable pour le temps qu'a duré l'invasion entre les diverses périodes de l'épidémie; ainsi, il est manifeste, à l'inspection du tableau ci-dessus cité, que les époques où les décès étaient le plus multipliés, étaient celles en même temps où ils étaient le plus prompts, de sorte que le choléra, dans sa plus grande fureur, accordait d'autant moins de répit à ses victimes qu'il les frappait en plus grand nombre.

DÉCÈS A DOMICILE ET DANS LES HÔPITAUX.

Le nombre des décès à domicile s'est élevé à 324; celui des décès aux hôpitaux à 82.

Sur 2200 malades atteints de choléras intenses, 300 environ ont été portés aux hôpitaux; 1900 par conséquent ont été soignés à domicile.

La mortalité aux hôpitaux a donc été de 1 sur

3 2/3 et la mortalité à domicile de 1 sur 5 8/9;

Elles ont été entre elles à-peu-près dans le rapport de 5 à 3.

Cette différence considérable, au préjudice des malades des hôpitaux, ne prouve en aucune façon que le traitement et les soins qu'ils y éprouvent soient moins bien entendus; loin de là, on pourrait peut-être soutenir avec raison que le traitement purement médical des hôpitaux est en général préférable à celui qu'on fait subir à domicile.

Elle ne tient pas même à l'excessive indigence de ces malades, car ce ne sont pas les plus pauvres qui sont ordinairement transportés aux hôpitaux, comme, par exemple, ceux qui sont inscrits à l'indigence (1); ce sont en général des célibataires, la plupart ouvriers, plusieurs domestiques.

Cette différence peut s'expliquer par d'autres causes. Elle provient d'abord de ce que le transport des cholériques à l'hôpital contribuait encore

(1) Ainsi sur 82 malades décédés aux hôpitaux, on n'en compte que 10 qui aient été inscrits pour prendre part aux distributions ordinaires du bureau de charité. Ce fait honore l'administration de ce bureau, puisqu'il fait voir que les indigens, quand ils sont malades, s'estiment eux-mêmes assez bien soignés pour préférer ce traitement, chez eux, malgré leur extrême pauvreté qui les expose à manquer de bien des choses, à celui qu'ils recevraient dans les hôpitaux où ils ne manqueraient de rien.

à accroître leur mal et à retarder l'administration des secours qu'il exigeait, ce qui était surtout dangereux dans une maladie qui commande les soins les plus prompts. Mais, à notre avis, elle tient principalement à deux causes; la première, la fâcheuse impression que produisaient, bien à tort, sur les imaginations des malades le mot seul d'hôpital et la pensée d'y être apporté; l'image que cette pensée et ce mot réveillaient dans leur esprit était celle de la mort, et cette funeste image contribuait à la leur donner. La seconde cause était que le traitement du moral qui joue un si grand rôle dans celui du choléra, ne pouvait pas être dans les hôpitaux ce qu'il est à domicile. Chez eux, en effet, les malades sont le plus souvent entourés de parens, d'amis, de soins affectueux et consolateurs qui, dans ces cruelles circonstances, et par un trait qui honore notre caractère national et surtout la pauvreté, ont moins que jamais manqué autour de leur lit, et moins encore autour de celui de l'indigence que de tout autre. Le malade des hôpitaux, au contraire, comme un exilé, n'a point de famille, point d'amis; autour de lui, il ne voit que des mourans, il n'entend que le râle de la mort. Son moral s'affaiblit, il marche plus vite et plus à coup sûr vers la tombe. La mortalité plus grande dans les hôpitaux prouve que l'affaiblissement du moral

6.

est une cause puissante de prédisposition au choléra. Nous en avions eu déjà la preuve dans le nombre des malades hors de toute proportion, dans les premiers temps de l'épidémie, et qui provenait de l'effroi causé par l'apparition d'un fléau encore inconnu.

PROFESSIONS.

Deux difficultés se rencontraient dans l'appréciation de la mortalité considérée dans ses rapports avec les professions diverses. La première, de fixer au juste celle de chacun, le même individu en exerçant souvent plus d'une; la seconde, d'évaluer le chiffre de la population de chaque profession.

En l'absence de tout document administratif, nous nous sommes efforcés du mieux que nous avons pu de surmonter ces deux difficultés, et s'il nous a été impossible de donner ici le chiffre réel, comme dans la plupart des résultats qu'offre ce travail, nous croyons du moins ne nous en être pas beaucoup éloignés.

Sur 406 cholériques décédés, nous sommes parvenus à découvrir la profession de 342; les 64 autres ou n'en avaient point, ou étaient pour la plupart des enfans qui ne pouvaient pas en avoir.

Les professions de ces 342 décédés représentent une population d'environ 14596 personnes.

C'est donc en moyenne un décès sur 42 2/5.

Nous avons divisé toutes ces professions en quatre grandes catégories, classées suivant leur mode le plus habituel d'action : (1)

1° Professions *sédentaires* exigeant de la part de ceux qui les exercent qu'ils soient habituellement assis ;

2° Professions *intérieures* exigeant habituellement de ceux qui les suivent leur présence dans l'intérieur des maisons et le mouvement du corps ;

3° Professions *extérieures* exigeant de la part de ceux qui y sont voués leur présence habituelle au dehors;

4° Professions *mixtes*, c'est-à-dire, qui ne sont habituellement ni sédentaires, ni intérieures, ni extérieures.

Il résulte de ces divisions ainsi définies que les professions sédentaires excluent le mouvement du corps;

Que les professions intérieures l'admettent, mais à l'abri du contact de l'air du dehors;

Que les professions extérieures exposent ceux qui les exercent à l'action continue de cet air extérieur;

(1) Voyez à la fin le tableau n° **IV**.

Enfin que les professions mixtes sont celles qui supposent le plus de libre arbitre et le moins de fatigue.

Cela posé, voici comme la mortalité s'est répartie entre ces quatre catégories :

	Population.	Décès.	1 sur
1° Professions sédentaires comptent	3366	95	35 1/2
2° — — intérieures. — —	2392	52	46 1/3
3° — — extérieures. — —	1589	46	34 1/2
4° — — mixtes. — —	7249	149	48 2/3
	14596	342	42 3/4

De ces faits généraux, il ressort 1° que l'immobilité constitue une prédisposition au choléra, puisque la mortalité des professions qui admettent le mouvement du corps est à la mortalité de celles qui l'excluent environ comme 7 est à 9;

2° Que l'action continue de l'air extérieur est une seconde cause prédisposante du choléra, puisque les décès des professions qui lui sont soustraites sont à ceux des professions qui y sont exposées à-peu-près comme 3 est à 4;

3° Enfin que la fatigue est une troisième prédisposition, puisque la mortalité des professions mixtes qui sont réputées les moins pénibles est à celle des professions extérieures qui sont évidemment les plus laborieuses, presque comme 2 est à 3.

Nous ne citerons point de faits particuliers à

l'appui de ces résultats généraux ; nous renvoyons pour en connaître, au tableau des professions classées d'après leur mode d'action. (1)

Après les avoir envisagées sous ce premier aspect, nous avons essayé de les considérer sous celui de la matière principale qu'elles emploient. (2)

Ce second point de vue n'admet presque, comme on voit, que des professions industrielles, ou pour mieux dire, que des métiers.

Nous avons pu constater ceux de 140 décédés, se rapportant à une population de 5950 personnes environ, ce qui donne en moyenne 1 décès sur 35 1/3.

Une conséquence à tirer d'abord de ce fait général, c'est qu'il confirme celui auquel nous venons déjà d'être conduits, savoir que la fatigue est une prédisposition au choléra, puisque les décès des métiers qui sont pour la plupart des professions fatigantes, sont à ceux des professions mixtes, en général exemptes de fatigue, à-peu-près comme 4 est à 3.

Mais arrivons à l'examen des professions par rapport à la matière sur laquelle elles s'exercent principalement.

(1) Voyez à la fin le tableau n° IV.
(2) Voyez à la fin le tableau n° V.

Un fait capital les domine toutes, c'est que la mortalité a épargné celles qui emploient des matières à l'abri de la corruption ou au moins d'une corruption prochaine, et qu'au contraire, elle a sévi contre celles qui mettent en œuvre des matières susceptibles d'engendrer promptement la corruption en elles ou autour d'elles.

Ainsi d'une part, les ouvriers qui travaillent la pierre, n'ont compté qu'un décès sur 46; ceux qui emploient le bois, qu'un sur 53; ceux qui exercent leur industrie sur les métaux, 1 sur 59; ceux qui manipulent les tissus de laine, coton, chanvre, soie, etc., 1 sur 36 1/2. Si la proportion de la mortalité est moins favorable pour les professions de cette dernière classe, c'est qu'elles sont presque toutes sédentaires.

Ainsi, d'une autre part, les ouvriers qui mettent en œuvre des couleurs ont perdu une personne sur 35; ceux qui travaillent des peaux, 1 sur 25; ceux qui soignent des animaux vivans, 1 sur 22; ceux qui emploient le savon, 1 sur 19 1/2; ceux dont l'industrie se rattache aux substances alimentaires dans l'état de crudité, 1 sur 18. Quant aux substances alimentaires *dans l'état de cuisson,* le résultat est tout contraire, car les professions qui s'y rapportent n'ont eu qu'un décès sur 61. Ce dernier fait s'explique par l'épuration que le feu fait subir non-seulement aux matières elles-mêmes, mais encore à l'air environnant. (1)

En somme,

Les professions à matières corruptibles	Population.	Décès.	1 décès sur.
comptent.	1700	63	27
A matières incorruptibles. . . .	3250	77	42
	4950	140	35 1/3

La mortalité des premières est donc à celle des secondes, presque comme 2 est à 3.

Ce résultat démontre que, dans les professions, l'insalubrité est une quatrième cause prédisposante du choléra à ajouter aux trois que nous avons déjà découvertes, l'immobilité du corps, l'action continue de l'air extérieur et la fatigue.

DEGRÉS D'ÉLÉVATION DES HABITATIONS.

Nous avons classé, suivant les étages qu'ils occupaient, 303 décédés à l'égard desquels cette circonstance de leur habitation a pu être constatée. (2)

Nous avons ensuite partagé la population totale du quartier par étages, d'après le recense-

(1) Ce qui confirme cette observation, c'est qu'il n'y a pas eu un seul décès parmi les boulangers, les pâtissiers, les rotisseurs, les traiteurs, les maréchaux ferrans, les forgerons, etc.

(2) Sur les 103 décédés dont nous n'avons pu parvenir à connaître les étages, 62 font partie de ceux qui sont morts aux hôpitaux.

ment de 1831 que nous avons soumis en cette partie au contrôle de divers renseignemens que nous nous sommes procurés.

Nous avons obtenu les résultats suivans :

	Population.	Décès.	1 sur
Rez-de-chaussée. (1)	3098	53	58
Premier étage	4704	72	65 1/3
Deuxième —	4116	59	69 3/4
Troisième —	3969	55	72
Quatrième —	3087	35	87
Cinquième et sixième.	1888	29	65
	20862	303	

Ce tableau démontre que la mortalité décroît à mesure que les habitations s'élèvent d'étage en étage jusqu'au quatrième inclusivement, et qu'à partir de celui-ci, elle devient au contraire, plus forte. Ces deux faits, en apparence contradictoires, sont cependant très concordans ; ils tiennent l'un et l'autre à l'état de l'air, à sa pureté ou à sa corruption.

D'un côté, plus l'étage s'élève jusqu'au quatrième, plus l'air devient pur, et plus la mortalité diminue, circonstance d'autant plus remarquable que l'aisance des habitans, depuis le premier

______

(1) Les logemens à l'entresol sont presque toujours des dépendances des rez-de-chaussée ou des premiers ; aussi ont-ils dû être confondus avec eux.

jusqu'au quatrième, est ordinairement en raison inverse de l'élévation des étages.

D'un autre côté, les logemens des cinquièmes et sixièmes étages, étant placés sous des combles et dans des greniers, exposés à un plus grand froid ou à une plus grande chaleur, et habités par la classe la plus malheureuse qui presque toujours les encombre, l'air s'y vicie, et l'on conçoit que la mortalité doit y devenir plus grande.

DIRECTION DES RUES.

Si nous considérons la mortalité par rapport à la direction des rues, nous trouvons, en les groupant suivant cette direction, 35 rues du nord au sud plus ou moins perpendiculaires à la Seine, et 32 qui lui sont plus ou moins parallèles (1), de l'est à l'ouest.

Les premières ont 10156 habitans parmi lesquels il y a eu 189 décès, ce qui donne 1 sur 53 3/4.

Les secondes comptent 10706 personnes sur lesquelles 217 sont mortes, c'est-à-dire 1 sur 49 1/3.

Il y a donc, au profit des rues qui courent du

(1) Nous n'avons pas besoin d'observer ici que, pour la plus grande commodité du langage, nous n'avons pas craint de corrompre le sens géométrique de ces deux mots *perpendiculaire* et *parallèle*.

nord au sud, une différence réelle d'un treizième
environ, que nous avouons ne savoir à quelle
cause attribuer, d'autant moins que la population qui vit dans l'indigence et l'insalubrité est
à-peu-près également répartie entre ces deux
sortes de rues. Peut-être cette différence est-elle
l'effet du hasard? Peut-être provient-elle, en sup-
posant que la cause première du choléra soit
dans l'air, des vents de l'ouest et de l'est qui s'en-
gouffrent dans les rues parallèles à la Seine et
qui ont principalement soufflé durant l'épidémie? Peut-être aussi tient-elle à ce que les rues
qui s'en vont vers la Seine sont en général plus
en pente, ce qui, en facilitant l'écoulement des
eaux, contribue à les rendre à-la-fois plus sèches,
plus propres et plus salubres. Et ce qui confir-
merait cette conjecture, c'est que dans les six
rues de Condé, de Tournon, Garancière, Servandoni, Férou et du Pot-de-fer, qui sont celles du
quartier qui ont le plus de pente, la mortalité n'a
été que de 29 sur 2765 personnes ou bien de
1 sur 95 1/3. Il est vrai que ces six rues sont
de celles qui sont habitées par la classe la plus aisée; mais cette circonstance toute seule n'explique-
rait pas une condition aussi favorable, si on n'ad-
mettait en même temps qu'elle est également due
à leur salubrité à laquelle contribue sans doute
leur pente fortement inclinée.

SALUBRITÉ. — INSALUBRITÉ.

Les résultats sont plus certains si l'on envisage la mortalité dans ses rapports avec le plus ou moins de salubrité ou d'insalubrité des rues et des habitations; les faits ici sont concluans.

Nous avons fait deux parts de toutes les rues; 1° celles qui sont salubres, 2° celles qui sont insalubres.

Les rues salubres, au nombre de 51, comptent 12404 personnes, et 171 décès, ou bien 1 sur 72 1/2;

Les rues insalubres s'élevant à 16, ont 8458 habitans et 235 décès, c'est-à-dire, 1 sur 36.

La différence au profit de la salubrité est donc de plus du double.

Examinons la même question en descendant des masses au détail des rues. (1)

La moyenne de la mortalité dans le quartier du Luxembourg est de 1 sur 51-52.

Sur 63 rues recensées, 26 sont au-dessous de cette moyenne, 37 au-dessus.

Nous négligeons dans les unes et les autres toutes celles qui se rapprochent de la moyenne,

(1) Voyez à la fin le tableau n° VI.

ou auxquelles leur peu de population enlève toute importance dans nos calculs.

Parmi les rues qui sont au-dessous de la moyenne, nous remarquons d'abord la rue Honoré-Chevalier, qui, quoique habitée par des personnes aisées, compte 1 décès sur 14 1/2. Cette rue étroite était surtout rendue insalubre par le ruisseau de la mare du Luxembourg qui s'y encaissait dans toute son étendue. Ce même ruisseau a également fait sentir sa pernicieuse influence dans la rue de Madame qu'il parcourait aussi tout entière, et qui, quoique très salubre du reste, et quoique ses habitans soient dans l'aisance, en a perdu 1 sur 36 1/3. Il n'a pas été aussi nuisible dans les autres rues où il coulait, rues qui sont spacieuses et aérées, aux points du moins où il passait, et qu'il ne traversait d'ailleurs qu'en partie. Il est remarquable enfin que tous les décès de la rue Honoré-Chevalier, au nombre de 6, et ceux de la rue de Madame, montant à 3, ont eu lieu avant la désinfection de ce ruisseau.

La rue de Vaugirard, hors boulevard, qui a eu 1 décès sur 31 personnes et la rue des Fourneaux qui en a eu 1 sur 21 1/2, sont environnées de grands espaces libres, et cette circonstance devrait les placer dans une condition favorable de salubrité ; mais elles sont presque entièrement habitées par de pauvres gens, et leur voie publique où les eaux stagnent et se corrompent dans les ruisseaux qui ne sont pas pavés, est dans l'état le plus préjudiciable à la santé générale.

Le boulevard du Mont-Parnasse, encore que dans la position la plus salubre, a eu 1 décès sur 33 personnes; un grand nombre de ceux qui y demeurent sont des indigens, et les eaux ménagères de plusieurs maisons, faute de ruisseaux, croupissent aux environs ou dans des puisards malsains; c'est dans ces maisons que se rencontrent presque tous les décès.

La rue Cassette, quoique ses habitans soient en général aisés, a compté 1 décès sur 39 personnes; cette rue, dans sa moitié au moins, est étroite, tortueuse et manque d'air et de pente; il est à remarquer que sur 22 décès, 15 ont eu lieu dans cette partie insalubre de la rue.

La rue des Canettes a eu 1 décès sur 39 1/2, du Cœur-Volant 1 sur 39, Beurrière 1 sur 36, Neuve-Guillemain 1 sur 29 3/4, Guisarde 1 sur 27 1/3, Carpentier 1 sur 26, du Gindre 1 sur 24 1/3, Princesse 1 sur 17 2/3. Ces 8 rues sont toutes placées dans le bas du quartier, ayant des maisons pour la plupart trop élevées, vieilles ou mal bâties et habitées par la classe la plus pauvre; elles sont toutes plus ou moins étroites, humides, mal ventilées et privées de soleil, de jour

et de là la pente nécessaire à l'écoulement des eaux.

Les faits qui précèdent, fournis par les rues au-dessous de la moyenne et qui montrent la fâcheuse influence de l'insalubrité et de l'indigence, ne sont contredits que par la rue Mézières et le boulevard d'Enfer qui ont eu, celui-ci, 1 décès sur 24, et celle-là 1 décès sur 23 1/2, bien qu'ils soient tous les deux salubres et habités par des personnes au-dessus du besoin; encore aurions-nous pu nous dispenser d'en tenir compte, à cause de leur peu de population qui ne s'élève au total qu'à 260 personnes.

Si maintenant nous examinons les rues au-dessus de la moyenne, nous voyons au contraire combien la salubrité a été un puissant préservatif contre le choléra.

Les rues du Regard avec 240 habitans, Garancière 192, Neuve-de-Madame 161, Clément 94, Montfaucon 94, sept autres petites rues 133, total 914, toutes parfaitement salubres et occupées par la classe aisée, n'ont pas compté un seul décès. Les rues suivantes, toutes plus ou moins riches et salubres, n'ont eu, celle de Fleurus qu'un décès sur 68 personnes, celle de Notre-Dame-des-Champs 1 sur 70 1[3, la rue Férou 1 sur 73, celle du Pot-de-Fer 1 sur 76, celle de l'Ouest 1 sur 90, celle de Vaugirard

1 sur 92 1/2, celles du Mont-Parnasse et de Servandoni 1 sur 93, celle du Petit-Lion 1 sur 96, celle de Tournon 1 sur 121, la rue Mabillon 1 sur 129, le carrefour de l'Odéon 1 sur 151, la rue d'Assas 1 sur 164, la rue Neuve-de-Seine 1 sur 199.

Nous avons déjà observé que les six rues de Condé, Tournon, Garancière, Servandoni, Férou et du Pot-de-Fer qui doivent en grande partie leur salubrité à leur pente bien prononcée, n'ont eu en moyenne qu'un décès sur 95 1/3.

Nous devons encore faire remarquer ici que la population des rues Neuve-de-Seine, Petit-Bourbon, Lobineau, Mabillon, Clément, Félibien, Toutain, Montfaucon et du passage Latreille, montant à 1130 personnes, et touchant immédiatement au marché Saint-Germain, n'a compté que 10 décès, c'est-à-dire, 1 sur 113. Or, si l'on veut se rappeler l'état effrayant d'insalubrité où était autrefois ce marché, on ne pensera pas sans trembler aux ravages affreux que le choléra eût exercés dans ses environs, si l'état ancien eût continué de subsister, et l'on ne pourra pas se défendre d'un sentiment de reconnaissance envers l'administration impériale, qui, en faisant le marché Saint-Germain ce qu'il est, a procuré au quartier du Luxembourg le plus grand assainissement qu'il pût recevoir.

Mais continuons d'étudier la question de la mortalité dans ses relations avec le plus ou le moins d'insalubrité, et, après l'avoir envisagée dans les rues prises par groupes et en détail, considérons-la jusque dans les maisons particulières.

Nous avons relevé toutes celles qui ont eu deux décès ou un plus grand nombre; nous en avons trouvé 79 (1) dont la population totale s'élève à 3753 et les décès à 211. La mortalité générale y est en moyenne de 1 sur 17 4/5. Dans chaque maison en particulier elle est au minimum de 1 sur 50, d'où elle monte d'un seul bond à 1 sur 42, puis avec plusieurs interruptions à 1 sur 27, pour de là gravir, en passant par tous les chiffres, jusqu'à 1 sur 4, son maximum. Elle est au-dessus de la moyenne, 1 sur 17 4/5, dans 44 de ces maisons, elle est de 1 sur 10 dans 4, 1 sur 9 dans 2, 1 sur 8 dans 5, 1 sur 7 dans 1, 1 sur 6 dans 3, 1 sur 5 dans 2, et enfin 1 sur 4 dans 2.

En somme, la mortalité est, comme on voit, considérable dans ces 79 maisons. Voici maintenant les circonstances qui constituent leur insalubrité:

(1) Nous n'avons pas compris dans ce nombre les deux casernes de la rue de Tournon et du Vieux-Colombier, quoiqu'elles aient eu, la première 3 décès et la seconde 13 : elles figurent au nombre des établissemens publics dont il est fait mention plus loin.

42 appartiennent à la région inférieure du quartier ;

56 sont situées dans des rues insalubres ;

20 sont mal tenues à l'intérieur ;

14 sont soumises à des causes locales d'insalubrité, telles que des eaux stagnantes sur la voie publique, le ruisseau de la mare du Luxembourg, avant qu'il ne fût désinfecté, des puisards, un magasin de couleurs. le voisinage d'un peintre en voitures et celui d'un chiffonnier ;

58 sont occupées par des personnes indigentes ou dans un état voisin de l'indigence ;

41 sont encombrées de population, 19 ayant plus de 40 habitans, 11 plus de 60, 5 plus de 80 et 6 plus de 100.

Opposons à ce tableau, pour compléter la démonstration qui nous occupe, celui d'une catégorie tout entière d'habitations réputées salubres, celle des établissemens publics ou privés, dont les habitans, soumis à une discipline ou à des règles intérieures, sont présumés n'éprouver aucun besoin dans leur existence et suivre toutes les lois d'une bonne hygiène, tels que les casernes, les institutions d'enfans ou d'adultes, et les communautés.

Nous avons trouvé, y compris le palais du Luxembourg et ses dépendances, 35 établissemens de ce genre, dont la population totale

monte à 2221 et les décès à 20, et par conséquent à 1 seulement sur 111.

Le Luxembourg et ses dépendances , qui
comptent 246 habitans, n'ont pas eu un seul
décès, grâce aux sages précautions qui y ont été
ordonnées par M. le grand-référendaire de la
chambre des pairs.

La mortalité a été également nulle dans 14 institutions de jeunes filles qui en comprennent
427, dans 3 communautés de femmes composées
de 57 personnes, et dans 5 institutions d'adultes qui en possèdent 162.

Elle a été de 1 sur 142 dans 9 institutions de
garçons.

Elle s'est élevée à 1 sur 144 dans la caserne de
la garde municipale de la rue de Tournon, à 1
sur 122 dans celle des dragons de la rue de Vaugirard, et jusqu'à 1 sur 26 3/4 dans celle des Sapeurs-pompiers de la rue du Vieux-Colombier.
Cette disproportion énorme, au détriment de
celle-ci, tient uniquement à son insalubrité, dont
nous avons exposé les causes précédemment.
Ajoutons que les deux autres casernes des Sapeurs-pompiers qui, à elles deux, renferment autant d'habitans que celle de la rue du Vieux-
Colombier, mais qui sont parfaitement saines,
n'ont perdu qu'un seul homme.

De tous ces faits, il résulte surabondamment

que l'insalubrité est une des causes prédisposantes les plus actives du choléra, et que ce n'est point exagérer que d'avancer qu'entre ceux qui sont en dehors et ceux qui sont en possession des conditions de salubrité, il meurt au moins, une fois plus des premiers.

AISANCE. — INDIGENCE.

L'indigence et l'insalubrité vont ordinairement de compagnie; on pourrait donc conclure de l'une à l'autre, et par conséquent appliquer à la première tout ce que nous venons de dire de la seconde.

Mais nous sommes en mesure de prouver d'une manière plus directe et plus positive combien l'indigence a compté de victimes pendant la durée de l'épidémie.

Nous avons établi déjà que la population totale du quartier montant à 20862, se partageait en deux classes, celles qui était au-dessus du besoin s'élevant à 13330, et celle qui, prenant part aux distributions ordinaires ou extraordinaires du bureau de charité, était dans l'indigence ou dans un état voisin de l'indigence, laquelle comprenait 7532 personnes.

La première a eu 152 décès, et par conséquent 1 sur 87 2/3;

La deuxième 254, et par suite 1 sur 29 2/3.

Les décès des personnes aisées ont donc été à ceux des personnes nécessiteuses comme 1 est à 3.

Nous avons déjà vu que le nombre de leurs malades avait été dans la même proportion.

Il en résulte qu'il y a eu pour la classe qui est dans le besoin, trois fois plus de chances de maladie et de mort. (1)

Nous venons de comparer l'une à l'autre deux classes entre lesquelles il n'y a point d'intermédiaire, et qui, par conséquent, se touchent; le résultat est déjà effrayant; mais il serait tout autre encore, si, au lieu de diviser la population seulement en deux classes, nous l'avions partagée en quatre, par exemple, et que nous eussions établi la comparaison entre la première et la quatrième.

Ce partage et cette comparaison, nous avons pu les faire.

La première classe, que nous appelons *la classe aisée,* comprend tous ceux dont les loyers relevés sur les rôles des contributions directes, mon-

---

(1) Nous devons rappeler ici que la maladie, dans sa première fureur, a sévi beaucoup plus contre la classe nécessiteuse que contre celle qui ne l'est pas, puisque, jusqu'au 15 avril, les décès de la première ont été à ceux de la seconde dans le rapport de 2 à 1. Depuis, cette proportion a été en s'affaiblissant. Ce fait est consigné dans l'article de l'invasion de la maladie.

tent à 3oo fr. et au-dessus; elle compte environ 5o37 personnes. (1)

La deuxième classe, *la classe médiocre,* qui ne fait pas partie de la première, et qui cependant, ne prend part à aucune des distributions du bureau de charité, se compose de 8293 personnes. (2)

La troisième classe, *la classe quasi-indigente,* qui participe aux distributions extraordinaires de ce bureau, comprend 4936 personnes. (3)

Enfin, la quatrième classe, *la classe indigente,* est celle qui est inscrite à l'indigence pour recevoir ses distributions ordinaires; elle s'élève à 2596 personnes. (4)

(1) Les loyers de 3oo fr. et au-dessus sont au nombre de 1679. Ordinairement la famille, se composant du père, de la mère et des enfans, représente cinq têtes; mais ici on conçoit sans peine que chaque loyer est loin de donner une famille. Pour ne rien exagérer, nous n'avons compté que trois personnes par loyer.

(2) La classe médiocre comprend tous ceux dont les loyers sont au-dessous de 3oo fr. et qui vivent cependant sans recourir au bureau de charité, tels que les petits propriétaires, les petits marchands, les petits rentiers, la plupart des domestiques et des ouvriers rangés, etc.

(3) La classe quasi-indigente se compose de tous ceux qui éprouvent des besoins et qui n'accomplissent pas cependant les conditions d'inscription à l'indigence : ce sont pour la plupart des ouvriers sans ordre ou sans travail.

(4) On sait que, pour être admis aux distributions ordinaires du bureau de charité, il faut avoir soixante-cinq ans d'âge, ou trois enfans au-dessous de douze ans, ou une infirmité grave.

	Personnes.	Décès.	1 décès sur
La classe aisée compte.	5037	37	136
— — médiocre.	8293	115	72
— — quasi-indigente.	4936	120	41
— — indigente.	2596	134	19 1/3
Totaux.	20862	406	51-52

D'après ce tableau, les décès de la classe indigente sont à ceux de la classe quasi-indigente à-peu-près comme 2 sont à 1, à ceux de la classe médiocre comme 4 sont à 1, à ceux de la classe aisée comme 7 sont à 1.

Ajoutons que de cette classe aisée dont il est question ici, il y a loin encore à la classe riche.

CONTAGION. — INFECTION.

Si le choléra-morbus était contagieux, il est certain que les personnes qui par profession, comme les médecins et les gardes, sont le plus souvent dans le cas d'approcher des malades, auraient été celles parmi lesquelles la contagion aurait moissonné le plus de victimes. Le bureau de secours surtout auquel affluaient tant de cholériques, et dont les médecins et élèves en ont tant visités, aurait dû subir la plus large part dans la mortalité.

Or, ce bureau, qui a compté successivement

jusqu'à 108 personnes attachées à son service (1) n'en a pas perdu une seule.

(1) Savoir :

Le directeur du bureau.   1
Médecins 33
Pharmaciens 6
Elèves internes. 3
Elèves externes ayant fait le service de médecins.   15
Elèves externes. 40
Agent-comptable.   1
Infirmiers 9
                                              ———
                                              108

Au reste , si le bureau de secours n'a pas perdu une seule personne , il a malheureusement compté 28 cas morbides , sur lesquels

Choléras intenses 8
Cholérines 17
Affection étrangère au choléra 1
Affections non constatées. 2
                                              ——
                                              28

Pour avoir une idée exacte de la proportion du nombre de ces malades à celui des personnes de service, il importe de se fixer sur ces deux nombres, et d'abord de réduire à 80 celui du personnel du bureau, attendu que le chiffre de 108 comprend tous ceux qui, ne fût-ce qu'un seul jour, ont fait le service, et ensuite de baisser à 25 celui des maladies, à cause de celles qui sont étrangères au choléra ou qui ne sont pas constatées. Cela fait, cette proportion de 25 à 80 est, à la première vue, à-peu-près la même que celle des malades du quartier, puisque nous avons trouvé qu'ils s'étaient élevés au tiers de la population ; mais, si l'on considère que les personnes de service au bureau

Parmi les médecins du quartier, au nombre de 45 environ, il n'en est mort qu'un, et parmi les garde-malades qui sont à-peu-près 200 à 250, il ne s'est trouvé que deux décès.

Il semble encore que, dans l'hypothèse de la contagion, des familles entières auraient dû s'éteindre en grand nombre; or, parmi les 406 décès sur 20862 habitans du quartier du Luxembourg, sait-on combien il y a eu de familles où il ait péri plus d'une personnes? 9 seulement, à savoir 8 où il en est mort 2 et une 3; total, 17 décès, dont 3 ont frappé le père, la mère et le fils, 10 cinq maris et leurs femmes, 2 le père et le fils, et 2 la mère et la fille.

Enfin, si la question de la contagion pouvait encore en être une, elle acheverait de se vider, à l'inspection du tableau suivant de l'élévation de la mortalité dans les maisons atteintes:

appartenaient tous au sexe masculin, qui a moins souffert que l'autre, et qu'elles étaient presque toutes dans l'aisance et dans la force de l'âge, c'est-à-dire, dans les conditions les plus favorables, on reconnaîtra bien vite que la proportion de leurs malades a été plus grande que celle des malades de la même classe dans le quartier. Il ne faut pas attribuer cette plus forte proportion à la contagion, ni à aucune autre cause qu'à l'excessive fatigue causée par le service du bureau.

179 maisons ont eu	—	—	—	1 décès.			179 décès.
45	—	—	—	—	2	— —	90
22	—	—	—	—	3	— —	66
8	—	—	—	—	4	— —	32
4	—	—	—	—	5	— —	20
1	—	—	—	—	6	— —	6
1	—	—	—	—	13	— (1)	13
260							406

Ce tableau, à ce qu'il nous paraît, prouve contre la contagion ; car si elle était admise, 260 maisons atteintes lui auraient fourni plus de 406 victimes, et surtout il ne se trouverait pas 179 maisons qui n'auraient eu chacune qu'un décès.

Mais si l'on est fondé à affirmer, d'après les faits, que le choléra n'est pas contagieux, peut-être peut-on prétendre qu'il se propage par infection, c'est-à-dire, qu'une même cause locale d'insalubrité donnant le germe du mal à plusieurs, l'étend par cela même à d'autres avec plus de puissance. L'infection serait, si l'on veut une sorte de contagion, mais qui n'agirait que sous l'influence première, principale, immédiate et circonscrite d'une cause locale et énergique d'insalubrité, et qui ne se produirait pas par le con-

(1) La caserne des Sapeurs-pompiers de la rue du Vieux-Colombier qui compte 348 habitans et qui est fort insalubre.

tact des personnes ni des choses, mais par celui de l'air.

Ce qui tendrait à le démontrer, c'est que sur 81 maisons où il y a eu deux ou un plus grand nombre de décès, il y en a eu 71 où l'insalubrité de la voie publique, celle de l'intérieur, celle de l'indigence, celle de l'encombrement de la population, ou celle de quelque cause voisine peut prêter l'apparence de la réalité à cette hypothèse de la propagation de la maladie par l'infection.

RÉSUMÉ DE LA DEUXIÈME PARTIE.

Résumons dans quelques faits généraux tous les faits particuliers que nous venons de parcourir.

Voici les principaux traits des ravages causés par le choléra-morbus dans le quartier du Luxembourg :

Sur une population de 20862 âmes, ce quartier a compté, dans trois périodes, du 31 mars au 12 mai (1),

Environ 7000 malades, près de 1 sur 3 de la population ;

Note sur les deux récrudescences de juin et de juillet.

(1) Depuis cette époque, le choléra a continué de sévir, mais toujours comme une épidémie qui s'éteint, quoiqu'il ait été marqué déjà par deux récrudescences.

Environ 2200 cas graves, près de 1 sur 3 des malades , près de 1 sur 9 de la population ;

Depuis le 13 mai jusqu'au 31 juillet, le nombre des décès à domicile, les seuls qui nous aient été donnés, s'élève à 87.

La première récrudescence commence à se faire apercevoir au 21 juin et dure jusqu'au 28 ; elle comprend **8 jours** et **19 décès** à domicile ; les décès n'ont jamais dépassé 4 dans un jour.

La deuxième récrudescence a son point de départ au 6 juillet, et se prolonge jusqu'au 20 ; elle contient 15 jours et 33 décès , dont le maximum a été de 6 dans un jour, le 16 juillet.

Ces deux récrudescences sont d'autant plus remarquables que depuis le 13 mai jusqu'au 31 du même mois, durant 18 jours, il n'y avait eu que 3 décès , de sorte qu'on pouvait croire l'épidémie épuisée.

Les décès à domicile, avons-nous dit, se sont montés à 87; si nous y joignons les décès aux hôpitaux qui, en raisonnant par analogie avec ce qui avait eu lieu précédemment, doivent avoir été de 21 , nous avons un total de 108 décès, c'est-à-dire du quart environ du total des décès pendant les quarante-trois jours qu'a duré le choléra proprement dit.

L'époque des deux récrudescences qui, avec le temps qui les a précédées et suivies, embrasse un espace de 79 jours, ne constitue donc qu'un diminutif et , pour ainsi dire, qu'une réduction du choléra, dans une proportion d'un quart.

Ces deux récrudescences ont eu cela de particulier qu'elles ont frappé proportionnellement plus de victimes que le premier choléra parmi les hommes et dans la classe qui est-dessus du besoin et qui vit dans des conditions de salubrité. La proportion des décès des hommes à ceux des femmes était, lors de la première époque, à-peu-près comme 3 est à 4 ; lors de la seconde, elle n'est plus que comme 5 est à 6 ; celle des décès de la classe aisée aux décès de la classe nécessiteuse était , la première fois, comme 1 est à 3 : elle n'est plus, la seconde, que comme 1 est à 2 1/3 ; celle des décès des rues salubres aux décès des rues insalubres était, dans le choléra proprement dit, comme 1 est à 2 , elle n'est plus , dans les récrudescences, que comme 1 est à 1 6/7. Au reste ces différences qui se font apercevoir sur un chiffre de 108 décès, disparaissent presque en-

4o6 décès, à-peu-près 1 sur 5 1/2 des cas graves, 1 sur 17 1/4 des malades, 1 sur 51-52 de la population (1);

tièrement quand il s'agit d'un chiffre de 4o6, et n'altèrent, par conséquent, que d'une manière insensible, les rapports de notre travail.

Le nombre des malades, comparé à celui des décès, a diminué dans une proportion beaucoup plus forte, ainsi que chacun a pu facilement en faire la remarque, et quoique nous ne puissions pas déterminer au juste cette diminution, qui doit être attribuée surtout à ce que cet effroi général, qui fit tant de malades dans l'origine, était, lors des récrudescences, presque entièrement dissipé, surtout dans les classes inférieures.

Du reste, les proportions sont restées à-peu-près les mêmes dans les deux époques, quant à la durée de la maladie, quant aux âges plus particulièrement atteints, quant aux maladies préexistantes, et quant aux professions.

Ainsi les 5/8 environ des décédés ont été tués dans les 3o premières heures de l'invasion ;

La première enfance, l'âge où les forces décroissent, et la vieillesse sont les époques de la vie qui ont compté le plus de victimes;

Un grand nombre de maladies, et plus particulièrement celles dont le siège est dans l'estomac et dans les intestins, et dont la diarrhée est un des symptômes, ont précédé le choléra;

Les professions extérieures sont celles qui ont été le plus maltraitées, les professions mixtes celles qui l'ont été le moins ;

Parmi les professions particulières, les portiers, les cordonniers, les cochers, les porteurs d'eau, sont ceux qui ont le plus souffert. Parmi les décédés, on remarque un pair de France, un magistrat, une garde-malade.

(1) En y comprenant les 1o8 décès des deux récrudescences, la mortalité dans le quartier du Luxembourg a été de 1 sur 4o 3/5.

Et qu'on ne s'imagine pas que, tandis que le choléra sévissait avec cette rigueur, le nombre des décès non cholériques ait été moindre qu'en temps ordinaire. Loin de là, il a été plus considérable. En 183 1, les décès des quatre mois d'avril, mai, juin et juillet, se sont élevés à 185,

Le sexe masculin a eu 176 décès, environ 1 sur 59;

Le sexe féminin 230 décès, 1 sur 45;

La classe nécessiteuse, 1 malade au moins sur 2, 1 cas grave sur 3 des malades et sur 5 de la population, 1 décès sur 29 2/3;

La classe au-dessus du besoin, 1 malade sur 6, 1 cas grave sur 3 des malades et sur 19 de la population, 1 décès sur 87 2/3;

La classe indigente proprement dite, 1 décès sur 19 1/3;

La classe aisée, 1 décès sur 136.

et, en 1832, les décès non cholériques, dans le même temps, à 194.

Peut-être faut-il s'étonner que l'épidémie ait exercé tant de ravages dans un quartier qui passe à juste titre pour être le plus sain de Paris, et qu'elle en ait fait un de ceux qu'elle a le plus maltraités. Cette condition défavorable tient surtout à deux causes qui ne doivent en rien altérer sa réputation de salubrité, 1° à ce que beaucoup de valétudinaires viennent l'habiter, et de gens âgés y chercher une retraite, précisément parce qu'il est réputé salubre, et nous avons vu que la mortalité avait été très grande dans ces deux classes ; 2° à ce que la démarcation municipale des quartiers renferme, dans celui du Luxembourg, tout un territoire que nous avons désigné sous le nom de région inférieure, qui y touche, il est vrai, mais qui, en réalité, n'en fait pas partie, et qui est extrêmement insalubre; or, c'est dans cette région que la mortalité a surtout été considérable, puisqu'elle s'y est élevée, durant l'existence seulement du bureau de secours, à 1 décès sur 42 1/4, tandis que, dans les deux autres régions réunies, qui constituent, non pas civilement, mais bien réellement, le quartier du Luxembourg, elle n'a été dans le même temps que de 1 sur 59. Le choléra laisse donc subsister intacte la bonne renommée sanitaire de ce quartier.

Remontons maintenant des effets aux causes du choléra.

Nous les avons réduites à trois par l'analyse :

La cause *première ;*

La cause *secondaire,* qui est l'insalubrité ;

La cause *tertiaire,* qui est l'affaiblissement de la personne.

La cause première est dans l'air. Les faits recueillis l'indiquent. La mortalité était plus grande quand la température était plus variable. Elle a frappé surtout ceux dont la profession les condamne à subir l'action continue de l'air extérieur. Elle a été plus meurtrière partout où l'air pouvait davantage s'amasser, s'épaissir et se corrompre, dans les rues mal ventilées, dans les étages inférieurs, dans les logemens placés sous les combles. Quelle est cette cause première ? On l'ignore encore ; c'est à une plus exacte analyse de l'air, c'est à de nouveaux progrès de la chimie à nous l'apprendre.

La cause secondaire, c'est l'insalubrité partout où elle se rencontre, dans les personnes, sur la voie publique, dans les habitations, dans les matières qu'emploient certaines professions ; c'est tout ce qui constitue un foyer d'infection, tout ce qui est de nature à corrompre l'air. Nous en avons vu précédemment de nombreuses preuves.

La cause que nous appelons *tertiaire* est celle

qui tient à l'affaiblissement de la personne, de quelque part qu'il provienne, du sexe, de la première enfance, de la vieillesse, de l'action des passions, de la fréquence des excès, d'un moral affecté soit par la peur, soit par le chagrin, d'une constitution chétive, d'un état valétudinaire, d'une maladie préexistante, de la fatigue due à une immobilité trop continue ou à un mouvement trop pénible, mais surtout de l'indigence et de son hygiène obligée, insalubrité sur soi et autour de soi, mauvaise nourriture, mauvais vêtemens, mauvais gîte.

Nous avons constaté dans les 406 décès 1862 causes ayant pu donner la mort, savoir : 769 tenant à l'insalubrité, et 1093 à l'affaiblissement de la personne. (1)

Sur les 406 décédés, 372 étaient placés sous l'influence immédiate de ces 769 causes d'insalubrité, 398 sous celle des 1093 causes d'affaiblissement, 401 sous celle de quelqu'une au moins de ces deux sortes de causes.

Ainsi 34 personnes seulement auraient péri hors du contact immédiat d'une cause d'insalu-

(1) Nous n'avons compris dans ce chiffre les causes provenant de la faiblesse du sexe que pour 54 , qui est le nombre dont les décès du sexe féminin surpassent ceux du sexe masculin. Nous n'y avons pas compris les causes provenant de l'influence des passions, parce que cette influence n'a pu être constatée que d'une manière générale.

brité, 8 à l'abri d'une cause d'affaiblissement, et 5 garanties à-la-fois contre l'une et l'autre de ces deux causes.

C'est bien peu, et cependant qui pourrait prétendre qu'il y ait eu même ce faible nombre de décédés qui n'aient pas succombé victimes d'une cause d'insalubrité ou d'affaiblissement? Nous n'avons parlé que de causes immédiates d'insalubrité ; mais une cause voisine et même éloignée n'a-t-elle pas pu également donner la mort ? Sommes-nous assurés, malgré toutes nos recherches, d'avoir pu découvrir le total des causes de mortalité, et surtout de celles d'affaiblissement qui tiennent aux personnes et qui sont souvent leur secret? Peut-être, si nous étions certains de n'en avoir omis aucune, en aurions-nous trouvé 3000, au lieu de 1862, et serait-il démontré que pas un des décédés du choléra n'a péri sans qu'aucune cause d'insalubrité ou d'affaiblissement ne se soit unie, pour lui donner la mort, à la cause première de l'épidémie.

Nous avons appelé *première* la cause inconnue qui gît dans l'air, car elle est évidemment la première condition du choléra, puisque l'insalubrité toute seule jointe à l'affaiblissement des personnes n'a pas encore donné naissance à cette épidémie.

Nous avons nommé l'insalubrité cause *secon-*

daire, car il y a nécessité pour la cause première de se combiner avec elle pour devenir épidémique, puisque ainsi que nous venons de le voir, en dehors d'une cause quelconque d'insalubrité, il est certain qu'il n'y a tout au plus que très peu de décès, et qu'il est probable qu'il n'y en a pas du tout.

Enfin, nous avons qualifié de cause *tertiaire*, l'affaiblissement des personnes, car avant que celles qui semblent prédestinées à devenir la pâture du choléra succombent à ses atteintes, il faut qu'il y ait eu une combinaison de la cause première et de l'insalubrité qui produise le venin épidémique. En effet, si la cause première constituait toute seule, et sans le concours de l'insalubrité, le venin qui tue les personnes affaiblies, l'influence mortelle de l'insalubrité serait nulle, et c'est ce qu'il est impossible d'admettre après tous les faits que nous avons cités.

Il semble donc que le choléra soit le résultat d'une influence atmosphérique encore inconnue dans son essence, mais qui par la loi de son affinité pour l'insalubrité, se combinerait avec elle, et engendrerait un poison particulier, de nature à agir plus violemment sur la partie affaiblie de l'espèce.

L'air, avec son levain de mort, s'en irait à son caprice, tantôt franchissant d'un bond les distances, tantôt n'avançant que lentement et pas à pas, ici faisant séjour, là ne faisant que passer, plus loin, ne daignant pas même aller au-delà d'une colline ou d'un ruisseau, quelquefois broyant longuement son poison, d'autres fois, ébauchant à peine son œuvre homicide;

Il s'en irait ainsi, disons-nous, choisissant sa proie habituelle parmi ces êtres dont l'existence physique ou morale qui fut toujours faible et chétive, ou qui s'usa dans l'abus de la vie, ne pourrait plus que détériorer l'espèce, non cependant sans égarer parfois ses coups au-delà parmi de plus nobles victimes; en somme, comme s'il était chargé d'infliger à l'humanité, je ne sais quelle affreuse épuration.

En toutes choses, il y a des instructions pour les esprits sérieux. Une aussi grande calamité que celle qui vient de s'appesantir sur nous doit surtout en être une source féconde, autrement, il faudrait désespérer de trouver de la sagesse aux décrets de la providence. En s'attaquant de préférence aux êtres débilités par les excès, cette calamité nous enseigne qu'il faut user et n'abuser point des biens de la vie. En frappant plus volontiers ceux qui négligent la salubrité sur eux et autour d'eux, elle montre que cette négligence n'est pas seulement un tort léger, mais une faute grave qui porte sa peine avec elle. En pesant sur la faiblesse de la constitution et du moral, elle nous découvre un vice de notre éducation qui omet de fortifier les corps et de tremper vigoureusement les esprits. Les désordres où se sont, presque en tous lieux, abandonnées, à l'apparition du fléau, des masses ignorantes, faciles à entraîner, proclament assez haut combien l'ignorance est dangereuse et combien les sociétés ont d'intérêt à éclairer le peuple. Le concours empressé et nécessaire de tous les bons citoyens, pour conjurer le mal, en prouvant à l'administration combien il est facile d'émouvoir les sentimens généreux et d'y trouver un utile appui, doit lui faire regretter que de bonnes et franches institutions municipales n'aient pas encore, à Paris du moins, organisé ce concours d'une manière solide et durable. La police de la voie publique a désormais acquis une toute autre importance, qui doit lui valoir une vigilance plus active que jamais, puisqu'il est démontré maintenant qu'elle touche bien plus encore au salut qu'à la commodité des habitans. Les professions, les demeures des citoyens doivent être l'objet d'une sollicitude nouvelle, puisque la mort, si elles sont insalubres, se loge avec eux ou devient la compagne de leurs travaux. Mais où l'épidémie récente est surtout instructive, c'est à l'avoir vue décimer la classe indigente avec cette cruelle partialité, qui, dans l'Inde, dont elle est originaire, l'a fait appeler la *maladie des pauvres*. Il est impossible à quiconque porte un cœur d'homme, de rester froid à l'aspect d'une partie de la société, condamnée à toutes les misères et à une mort anticipée, par privilège. C'est un devoir étroit d'appeler de tous ses vœux une amélioration de l'ordre social qui en fasse disparaître ces inégalités désolantes, et de la préparer par de sages lois sur l'instruction et sur les matières d'économie politique, lois qui devront apporter avec elle non plus seulement l'aisance, mais la vie.

En un mot, et c'est ce qui mérite d'exciter au plus haut point, l'attention, l'espoir et les efforts de tous, entre les nombreuses causes qui donnent la mort, sous l'influence de la cause première épidémique, il n'y en a pas une peut-être qu'il ne soit au pouvoir des hommes de conjurer.

Si l'éducation, si l'hygiène de chacun, si l'administration publique, si l'état social étaient ce qu'ils doivent être, le choléra-morbus ne serait pas.

Mais le mal est ancien, et les remèdes ne peuvent porter leurs fruits que dans un avenir éloigné. En attendant, c'était un pressant devoir de secourir de si grandes infortunes : celui-là, notre pays n'y a pas manqué.

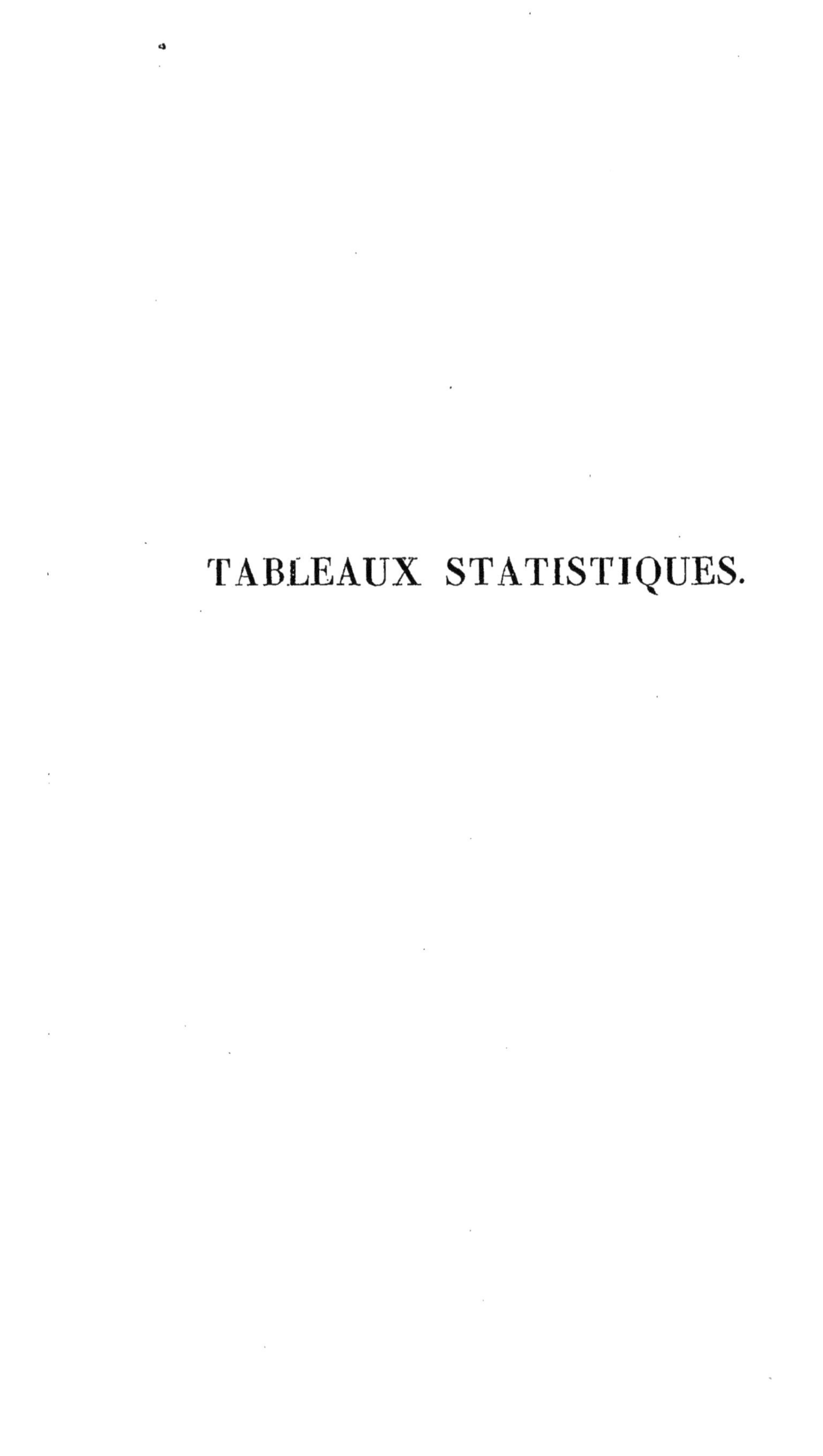

TABLEAUX STATISTIQUES.

I. TABLEAU

Jour par jour, du nombre des visites, consultations, cas graves et [or]donnances de médicamens gratuits du bureau de secours du séminaire [de] Saint-Sulpice, et des décès à domicile et aux hôpitaux, du sexe [masc]ulin et du sexe féminin, de la classe aisée et de la classe pauvre, du quartier [du] Luxembourg.

Périodes de la maladie.	Dates.	Visites.	Consultations.	Totaux des visites et consultations.	Cas graves.	Ordonnances de médicamens gratuits.	Décès à domicile.	Décès aux hôpitaux.	Hommes décédés.	Femmes décédées.	Décès des classes aisée et médiocre.	Décès des classes voisines de l'indigence et indigente.	Totaux des décès.
Période d'invasion.	31 mars.	8	2	10	1	2	2	0	2	0	1	1	2
	1er avril.	40	30	70	21	8	2	3	3	2	2	3	5
Période de la plus grande intensité.	2	45	35	80	24	12	7	1	3	5	2	6	8
	3	60	50	110	20	23	13	3	9	7	6	10	16
	4	80	60	140	27	36	7	6	8	5	5	10	13
	5	120	100	220	31	44	18	6	14	10	9	15	24
	6	140	110	250	80	84	17	8	13	12	7	18	25
	7	120	100	220	66	97	17	9	13	13	8	18	26
	8	130	105	235	60	95	26	7	14	19	14	19	33
	9	160	170	330	56	125	27	3	9	21	11	19	30
	10	130	150	280	54	117	24	8	16	16	8	24	32
	11	115	110	225	52	113	20	5	4	21	11	14	25
	12	113	70	183	37	121	15	7	12	10	8	14	22
	13	100	130	230	26	86	8	2	3	7	1	9	10
	14	82	40	122	19	84	13	0	6	7	6	7	13
	15	72	40	112	33	98	13	1	7	7	6	8	14
	16	73	40	113	33	49	19	0	7	12	7	12	19
	17	47	35	82	12	80	6	1	1	6	4	3	7
	18	45	35	80	16	62	13	1	6	8	4	10	14
	19	67	50	117	27	68	8	2	3	7	7	3	10
Période de décroissance.	20	50	20	70	18	49	2	2	2	2	0	4	4
	21	42	20	62	19	51	10	1	4	7	3	8	11
	22	37	15	52	9	42	7	0	3	4	4	3	7
	23	28	15	43	9	50	2	2	1	1	3	1	4
	24	28	10	38	0	48	3	0	1	2	1	2	3
	25	17	10	27	10	31	5	1	4	3	2	2	4
	26	14	12	26	6	32	7	0	1	3	5	2	7
	27	15	12	27	6	25	1	0	0	1	1	0	1
	28	14	10	24	6	20	4	0	3	1	2	2	4
	29	12	6	18	2	25	0	1	0	1	0	1	1
	30	10	6	16	6	21	2	0	1	1	2	0	2
	1er mai.	10	6	16	4	23	1	0	0	1	1	0	1
	2	11	6	17	7	17	0	0	0	0	0	0	0
	3	5	6	11	0	18	1	0	0	1	0	1	1
	4	7	5	12	2	21	0	1	0	1	0	1	1
	5	8	6	14	1	21	3	0	1	2	2	0	3
	6	11	8	19	5	25	0	0	0	0	0	0	0
	7	10	6	16	1	19	1	0	0	1	0	1	1
	8	5	3	8	4	17	1	0	0	1	0	1	1
	9	9	3	12	5	23	1	1	0	2	1	1	2
	10	3	3	6	0	17	1	1	0	1	0	1	1
	11	0	2	2	0	16	1	1	0	1	0	1	1
	12	3	1	7	0	14	0	0	0	0	0	0	0
Totaux	43	2096	1656	3752(1)	715(2)	2029 11 sans date 2040	324	82	176	230	152	254	406

(1) Le nombre total des visites et consultations a été en réalité de 4500 environ; la différence de ce chiffre avec celui qui est énoncé au tableau, tient à ce que, par oubli, ou dans les momens de presse, par impossibilité, beaucoup de visites et un plus grand nombre encore de consultations écrites n'ont été ni enregistrées, ni mentionnées aux rapports; elle tient surtout à ce qu'on ne portait les consultations verbales ni au registre ni aux rapports.

(2) Ce chiffre est celui des rapports journaliers: celui du registre est de 872, mais il contient des cas qui y sont indûment inscrits ou des doubles emplois; au reste, il convient de le porter à 1500, à cause de tous les cas graves omis par oubli ou par impossibilité d'inscrire dans les momens de presse.

II.

TABLEAU DE LA MORTALITÉ,

Dans ses rapports avec les divers âges et leur population.

AGES.	SEXE MASCULIN.			SEXE FÉMININ.			Total des deux sexes		
	Population.	Décès	Propor. 1 sur	Population.	Décès	Propor. 1 sur	Population.	Décès.	Propor. 1 sur
Jusqu'à 5	1255	12	104-5	1255	25	50	2510	37	68
5—10	1024	6	170	1023	4	256	2047	10	205
10—15	980	4	245	979	6	163	1959	10	196
15—20	937	0	0	936	4	234	1873	4	468
20—25	886	4	221	885	6	148	1771	10	177
25—30	825	6	137	825	9	92	1650	15	110
30—35	777	22	35	776	14	55	1553	36	43
35—40	703	14	50	703	12	58	1406	26	54
40—45	639	12	53	638	12	53	1277	24	$53\frac{1}{1}$
45—50	573	15	38	573	14	41	1146	29	$39\frac{1}{2}$
50—55	503	14	36	503	13	39	1006	27	37
55—60	429	16	27	428	19	23	857	35	24
60—65	345	13	27	345	26	13	690	39	$18\frac{1}{1}$
65—70	258	15	17	257	16	16	515	31	$16\frac{1}{2}$
70—75	149	15	10	149	26	$6\frac{1}{1}$	298	41	7-8
75—80	95	6	16	94	17	$5\frac{1}{2}$	189	23	8
80—85	40	1	40	40	7	6	80	8	10
85—90	13	1	13	12			25	1	25
90—95	4		0	4			8		
95—100	1		0	1			2		
100—105	0		0	0			0		
	10436	176	59	10426	230	45	20862	406	51-52

III. *Tableau de la mortalité dans ses rapports avec la durée de la maladie.* (1)

DURÉE DE LA MALADIE	Totaux des décès	1 sur	Hommes	1 sur	Femmes	1 sur	Au-dessus du besoin	1 sur	Au-dessous du besoin	1 sur	1—5 avril	1 sur	6—10 avril	1 sur	11—15 avril	1 sur	16—20 avril	1 sur	21—25 avril	1 sur	26—30 avril	1 sur
1 à 12 heures.	55	6	20	$2\frac{3}{4}$	35	$1\frac{1}{2}$	20	$2\frac{3}{4}$	35	$1\frac{1}{2}$	11	5	18	3	15	$3\frac{2}{3}$	8	7	3	18		
12 à 24 id.	131	$2\frac{1}{4}$	54	$2\frac{1}{2}$	77	$1\frac{2}{3}$	56	$2\frac{1}{3}$	75	$1\frac{2}{3}$	11	12	47	$2\frac{1}{4}$	37	$3\frac{1}{2}$	16	8	14	$9\frac{1}{3}$	6	22
2 jours.	37	$8\frac{3}{4}$	18	2	19	2	11	$3\frac{1}{3}$	26	$1\frac{1}{2}$	1	37	8	$4\frac{1}{2}$	16	$2\frac{1}{3}$	5	$7\frac{1}{2}$	4	9	3	12
3 id.	21	$15\frac{1}{2}$	8	$2\frac{1}{2}$	13	$1\frac{2}{3}$	8	$2\frac{1}{2}$	13	$1\frac{2}{3}$			4	5	6	$3\frac{2}{3}$	6	$3\frac{2}{3}$	3	7	2	$10\frac{1}{2}$
4 id.	22	15	7	3	15	$1\frac{1}{2}$	9	$2\frac{1}{3}$	13	$1\frac{3}{4}$	2	11	5	$4\frac{1}{4}$	8	$2\frac{3}{4}$	4	$5\frac{1}{2}$	1	22	2	11
5 id.	11	29	5	2	6	2	6	2	5	2			2	$5\frac{1}{2}$	3	$3\frac{2}{3}$	4	$2\frac{3}{4}$	2	$5\frac{1}{2}$		
6 id.	13	25	8	$1\frac{1}{3}$	5	$2\frac{1}{2}$	3	4	10	$1\frac{1}{4}$			2	$6\frac{1}{2}$	3	$3\frac{1}{4}$	6	2	2	$6\frac{1}{2}$		
7 id.	9	36	5	2	4	2	5	2	4	2			1	9	3	3	3	3	2	$4\frac{1}{2}$		
8 id.	6	54	1	6	5		3	2	3	2			1	6	1	6	2	3	1	6	1	6
9 à 18 id.	18	18	8	$2\frac{1}{4}$	10	2	10	2	8	$2\frac{1}{4}$			1	18	1	18	10	2	1	18	5	$3\frac{1}{2}$
	323		134	$2\frac{1}{3}$	189	$1\frac{2}{3}$	131	$2\frac{1}{2}$	192	$1\frac{2}{3}$	25	13	89	$3\frac{2}{3}$	93	$3\frac{1}{2}$	64	5	33	$9\frac{2}{3}$	19	17

(1) La durée de la maladie de 83 décédés n'a pas pu être constatée ; presque tous ces décès appartiennent aux hôpitaux et par conséquent à la classe pauvre ; c'est parce qu'ils ne figurent pas dans la colonne de cette classe, qu'elle semble ici dans une proportion moins forte ; en réalité, cette proportion est, à très peu de chose près, la même.

IV.

TABLEAU DE LA MORTALITÉ,

Dans ses rapports avec les diverses professions
classées suivant leur mode principal d'action.

1° *Professions* sédentaires, *exigeant de la part de ceux qui les exercent qu'ils soient habituellement assis.*	Hommes.	Femmes.	Totaux.	Population de la profession.	1 sur
Femmes travaillant à l'aiguille . .		44	44	1200 à 1500	30 $\frac{2}{3}$
Portiers, portières et leurs enf. (1)	12	11	21	900 - 1000	45
Cordonniers et cordonnières. . .	10	3	13	200 - 220	16
Employés ou commis	5		5	300 - 350	65
Tailleurs et femmes de tailleurs. .	2	3	5	200 - 220	42
Professeurs et institutrices . . .	3	1	4	150 - 180	44
Professions diverses	2	1	3	156 - 156	52
	32	63	95	3106 - 3626	35 $\frac{1}{2}$
2° *Professions* intérieures, *exigeant habituellement de la part de ceux qui les exercent la présence dans l'intérieur des maisons et le mouvement du corps.*					
Blanchisseuses en chambre (2) . .		9	9	150 - 200	19 $\frac{1}{2}$
Serruriers.	7		7	250 - 300	39
Peintres (ouvriers).	5		5	150 - 200	35
Menuisiers-ébénistes	6		6	350 - 400	62 $\frac{1}{2}$
Corroyeurs	2		2	80 - 100	45
Selliers.	2		2	60 - 80	35
Garde-malades		2	2	200 - 250	112
Imprimeurs (ouvriers). . . .	3		3	150 - 200	58
Professions diverses	12	4	16	832 - 832	52
	37	15	52	2222 - 2562	46 $\frac{1}{3}$

(1) La classe des portiers a compté plus de décès qu'il n'est dit ici ; mais comme plusieurs de ceux qui ont péri étaient en même temps cordonniers, ils figurent dans cette dernière profession. La grande mortalité que ces deux professions ont essuyée tient à ce qu'elles sont sédentaires et à ce qu'ordinairement les portiers et cordonniers ont des habitations obscures, humides, étroites et malsaines; elle tient de plus, pour ces derniers, à la matière principale sur laquelle s'exerce leur industrie.

(2) On conçoit que la profession des blanchisseuses a dû être une des plus maltraitées à cause du savon qu'elles emploient, et qui est une matière essentiellement corruptible, et aussi parce qu'elles ont habituellement les mains dans l'eau, ce qui les expose à un grand nombre d'inconvéniens. Il est à remarquer que cette énorme proportion d'un décès sur dix-neuf et demi ne tombe cependant dans le quartier du Luxembourg que sur des blanchisseuses en chambre ; je ne doute pas un seul instant que la proportion ne soit encore plus forte dans les quartiers où cette profession s'exerce en plein air et à la rivière, comme au Gros-Caillou.

Suite du Tableau de la mortalité dans ses rapports avec les diverses professions classées suivant leur mode d'action.

3o *Professions extérieures, exigeant de la part de ceux qui les exercent leur présence habituelle au dehors.*	Hommes.	Femmes.	Totaux.	Population de la profession.	1 sur
Journaliers	12		12	600 - 700	54
Marchandes au marché (1) . . .		9	9	100 - 150	14
Cochers ou charretiers	6		6	100 - 150	12
Commissionnaires	4		4	100 - 120	28
Maçons.	2		2	80 - 100	45
Chiffonnières (2)		3	3	40 - 50	15
Perruquiers	2		2	30 - 40	18
Médecins	1		1	45 -	45
Professions diverses	6	1	7	364 - 364	52
	33	13	46	1459 - 1719	34 ½
4o *Professions mixtes, c'est-à-dire qui ne sont habituellement ni sédentaires, ni intérieures, ni extérieures.*					
Propriétaires, rentiers ou pensionnaires	17	32	49	2500 - 3000	56
Militaires.	20		20	950 - 1000	49
Domestiques	9	25	34	1800 - 1800	53
Femmes dont les maris sont au-dessus du besoin et qui n'exercent elles-mêmes aucune profession.		11	11	700 - 800	68
Femmes d'ouvriers qui n'exercent elles-mêmes aucune profession.		26	26	500 - 550	21
Pair de France. — Magistrat (3).	1		1	10 - 12	11
Député (4)	1		1	5 - 6	5 ½
Prêtre	1		1	100 - 140	120 ⅔
Professions diverses	6		6	312 - 312	52
	55	94	149	6877 - 7620	48 ⅓
Total général des quatre catégories de professions	157	185	342	13664 - 15527	42 ⅔

Nota. Les professions de 64 décédés ne sont point mentionnés dans ce tableau, soit parce qu'ils n'en avaient point, comme les enfans, soit parce qu'elles n'ont pas pu être constatées.

(1 et 2) La profession des marchandes au marché et celle des chiffonnières sont, entre toutes, celles qui ont le plus souffert, ce qui s'explique par trois causes; 1° l'intempérance presque générale de ces femmes; 2° les matières qu'elles exploitent promptement susceptibles de se corrompre ou déjà corrompues; 3° leur profession même qui s'exerce en plein air, d'autant plus dangereuse pour elles, qu'elles appartiennent au sexe le plus faible, à celui qui ne figure dans le tableau des professions extérieures que pour ces deux-là.

(3 et 4) Dans les décès des deux récrudescences, on voit encore figurer un pair de France et un magistrat; néanmoins, les chiffres ici ont trop peu d'importance, pour qu'un puisse édifier quoi que ce soit sur cette base. Il ne serait pas étonnant cependant que la classe des pairs de France, des députés et des magistrats eût été une de celles contre lesquelles le choléra eût le plus sévi, ce qui serait dû au grand âge de la plupart des premiers, et à la nature des fonctions de tous qui exigent une longue immobilité du corps et une tension soutenue de l'esprit.

V.

TABLEAU DE LA MORTALITÉ,

Dans ses rapports avec les diverses professions industrielles, classées suivant la matière principale qu'elles emploient.

	Hommes.	Femmes.	Totaux.	Population de la profession.		1 sur
Animaux vivans (cochers, nourrisseurs, etc.)	7	1	8	150 -	200	22
Bois (menuisiers, ébénistes, marchands de meubles, carrossiers, etc.)	8		8	400 -	250	53
Couleurs (peintres)	5		5	150 -	200	35
Draps, laine, coton, soie, toile, etc. (couturières, tailleurs, tisserands, etc.)	5	47	52	1800 -	2000	36 $\frac{1}{2}$
Métaux (serruriers, fondeurs, imprimeurs, etc.).	11		11	600 -	700	59
Peaux (cordonniers, selliers, corroyeurs, etc.)	14	3	17	400 -	450	25
Pierre (maçons, sculpteurs, carreleurs, etc.)	6		6	250 -	300	46
Savon (blanchisseuses)		9	9	150 -	200	19 $\frac{1}{2}$
1º Substances alimentaires dans l'état de crudité (charcutiers) fruitiers, femmes du marché, etc.	7	11	18	300 -	350	18
2º Substances alimentaires dans l'état de cuisson (cuisiniers, cuisinières, etc.)	2	4	6	400 -	450	61
	65	75	140	1600 -	5300	35 $\frac{1}{3}$

Nota. Plusieurs autres professions industrielles qui ne comptent qu'un décès, ne figurent point ici, comme trop peu importantes, parce qu'elles auraient été seules dans leurs catégories.

Vl.

TABLEAU

De la mortalité par rues.

Rues.	Nombre des maisons.	Maisons atteintes.	Population.	Mortalité.	Proportion 1 sur
Vavin (rue)............	9	3	53	4	$13\frac{1}{3}$
Honoré-Chevalier (rue).....	6	4	87	6	$14\frac{1}{2}$
Quatre-Vents (impasse).....	2	2	64	4	15_2
Princesse (rue)........	15	13	478	27	$17\frac{2}{3}$
Fourneaux (rue des)......	17	6	258	12	$21\frac{1}{2}$
Mézières (rue)........	8	5	165	7	$23\frac{1}{2}$
Enfer (boulevard d')......	10	2	95	4	24
Gindre (rue du).......	9	6	292	12	$24\frac{1}{3}$
Férou (impasse).......	3	2	52	2	26
Carpentier (rue).......	3	2	77	3	26_1
Guisarde (rue)........	20	11	602	22	$27\frac{1}{3}$
Palatine (rue)........	1	1	58	2	29_3
Neuve-Guillemain (rue).....	23	11	595	20	$29\frac{3}{4}$
Stanislas (passage)......	5	1	30	1	30
Vaugirard hors boulevard (rue).	23	5	277	9	31
Mont-Parnasse (boulevard du) .	49	13	631	19	33_1
Beurrière (rue)........	4	1	73	2	$36\frac{1}{3}$
Madame (rue de).......	12	3	109	3	36
Canivet (rue du).......	3	2	74	2	37
Cœur-Volant (rue du).....	15	6	426	11	39
Cassette (rue)........	38	16	863	22	39
Canettes (rue des)......	22	14	909	23	$39\frac{1}{2}$
Condé, numéros pairs (rue de) .	12	4	205	5	41
Boucheries, num. imp. (rue des).	25	12	790	17	$46\frac{1}{2}$
Quatre-Vents (rue des).....	15	6	294	6	49
Vieux-Colombier (rue du)..	31	8	1318	27	49
Maine (chaussée du).....	9	2	104	2	52
Chevreuse (rue de)......	4	1	54	1	54
Petit-Bourbon (rue du).....	14	6	384	7	55
Cherche-Midi (rue du).....	14	7	674	12	56
Mont-Parnasse (butte du)...	8	2	120	2	60
Four, numér. imp. (rue du)..	34	14	1382	22	63_2
Saint-Sulpice (place).....	7	1	317	5	$63\frac{2}{3}$
Fleurus (rue de).......	18	4	271	4	68
A reporter. . .	494	196	12178	277	

Rues.	Nombre des maisons.	Maisons atteintes.	Population	Mortalité.	Proportion 1 sur
Report.	494	196	12178	277	
Notre-Dame-des-Champs (rue). .	48	8	985	14	$70\frac{1}{3}$
Férou (rue).	7	2	147	2	73^{3}
Pot-de-Fer (rue du).	9	4	455	6	76
Ouest (rue de l'). . . . ; .	36	3	363	4	90
Vaugirard (rue de).	74	19	2035	22	$92\frac{1}{2}$
Servandoni (rue).	24	6	558	6	93
Mont-Parnasse (rue du). . . .	26	4	464	5	93
Petit-Lion (rue du)	15	3	288	3	96
Tournon (rue de).	29	8	1208	0	121
Mabillon (rue).	7	1	129	1	129
Odéon (carrefour de l'). . . .	7	1	151	1	151
Assas (rue d').	18	3	493	3	164
Seine (rue Neuve-de-). ; . .	13	2	398	2	199
Lafitte (rue)	1		6		
Vavin (avenue).	3		6		
Enfer (ch. de ronde de la barr. d').	1		12		
Laurette (passage)	3		12		
Campagne (petite ruelle de la). .	4		13		
Mont-Parnasse (chem. de ronde).	1		16		
Jean-Bart (rue).	1		25		
Duguay-Trouin (rue). . . .	4		26		
Latreille (passage)	1		31		
Fourneaux (chemin de ronde). .	6		40		
Maine (chemin de ronde). . .	3		42		
Clément (rue).	4		94		
Monfaucon (rue).	5		94		
Neuve-de-Madame (rue). . . .	6		161		
Garencière (rue).	10		192		
Regard, numér. impairs (rue du).	9		240		
	863	260	20862	406	51-52

Nota. Les rues Félibien, Lobineau, Toutain et la place de l'Observatoire ont été comprises dans le recensement des rues de Seine, du Petit-Bourbon et de l'Ouest.

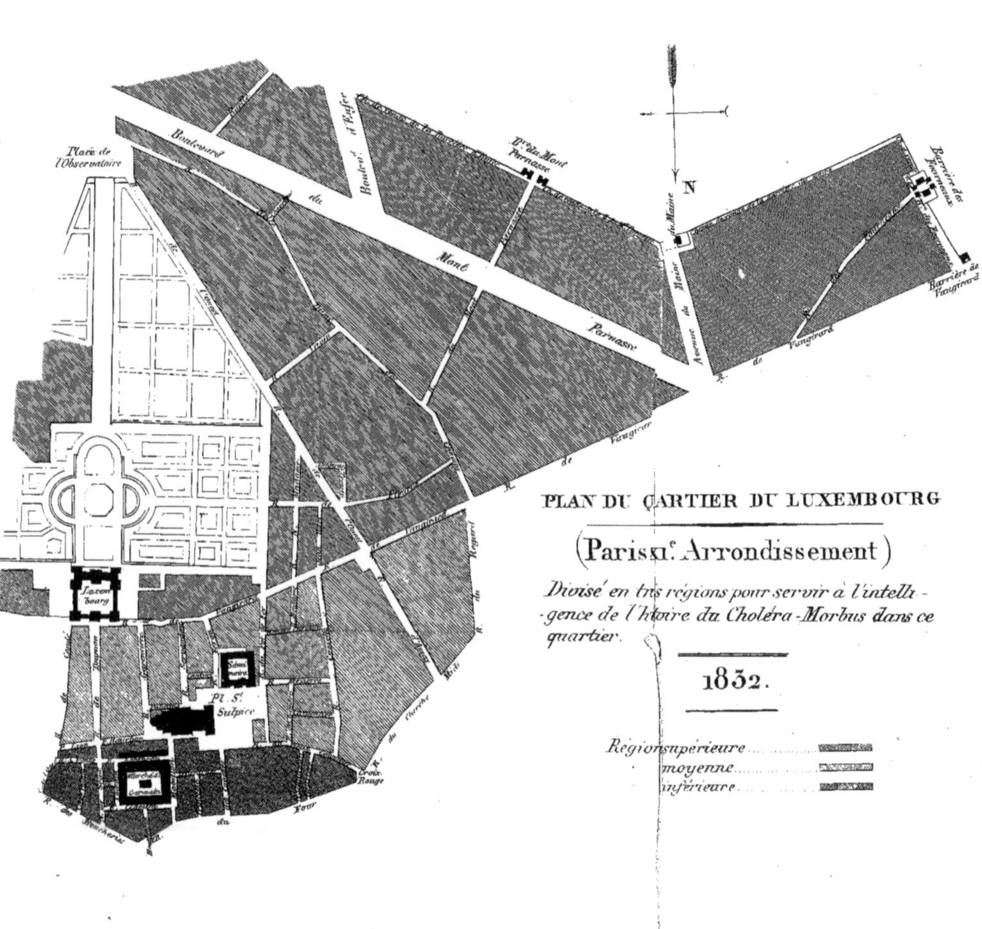

Place de l'Observatoire
Boulevard
du
Boulev.d d'Enfer
R.du Mont Parnasse
Mont
Parnasse
Avenue du Maine
N
Barrière des Fourneaux
Barrière de Vaugirard
de Vaugirard
Vaugirard
Luxembourg
Séminaire
Pl. S.t Sulpice
Marché St. Germain
Croix Rouge
Four
du
PLAN DU QUARTIER DU LUXEMBOURG
(Paris XI.e Arrondissement)
Divisé en tris régions pour servir à l'intelli-
gence de l'histoire du Choléra-Morbus dans ce
quartier.
1832.
Region supérieure
moyenne
inférieure

9 782016 159835